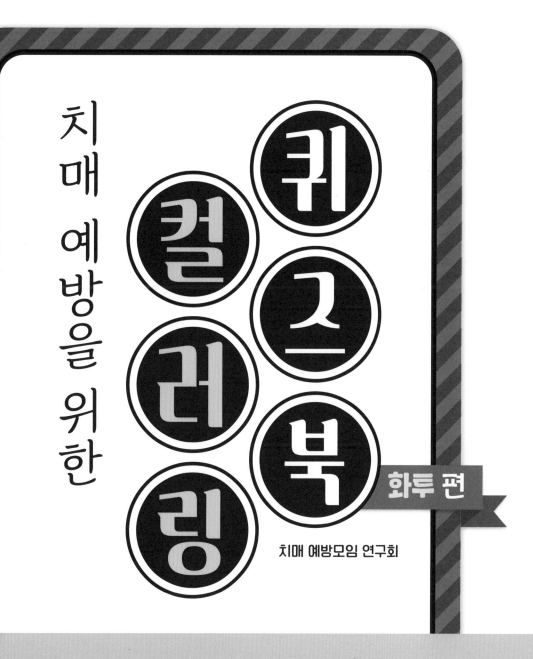

치매 예방을 위한

퀴즈 컬러링북

화투 편

치매 예방모임 연구회

손은 눈보다 빠르다

대림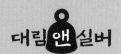실버

치매 예방을 위한
컬러링 퀴즈북 (화투편)

초판 1쇄 인쇄 2022년 8월 22일
초판 1쇄 발행 2022년 8월 31일

글 치매 예방모임 연구회

펴낸곳 대림출판미디어
펴낸이 유영일
마케팅 신진섭
등록 제2021-000005호
주소 서울시 영등포구 대림로34다길 16, 다청림 101동 301호
전화 02-843-9465
팩스 02-6455-9495
E-mail yyi73@naver.com
Blog blog.daum.net/dae9495

ISBN   ISBN 979-11-951831-4-2

목차

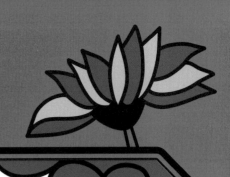

민화투 편

1월 송학 ~ 12월 비 색칠하기 8

다른 그림 찾기 32

점수 계산 36

고스톱 편

고스톱 점수 40

오광 ~ 피 색칠하기 42

점수 계산 52

그림 퍼즐 54

섯다 편

섯다 족보 58

광땡 ~ 망통 색칠하기 60

그림 찾기 66

짝 맞추기 68

족보 나열하기 70

연산 하기 72

정답 78

머리말

    치매는 대뇌 신경 세포의 손상 따위로 말미암아 지능, 의지, 기억 따위가 지속적·본질적으로 상실되는 병으로 주로 노인에게 나타나며 이로 인해 일상생활이 불편함을 초래되는 것을 말합니다. 그러나 여러 가지 인지 훈련을 통해 지속적으로 뇌 운동을 할 때 치매의 발병을 늦출 수 있습니다.

    이 책은 우리나라의 명절에서 자주 볼 수 있고, 때로는 어르신들의 무료함을 달래주는 화투를 소재로 다양하게 구성을 하였습니다.

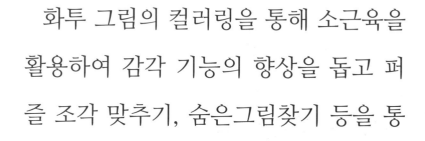

    화투 그림의 컬러링을 통해 소근육을 활용하여 감각 기능의 향상을 돕고 퍼즐 조각 맞추기, 숨은그림찾기 등을 통

해 공간을 인지하는 능력을 자극하는 역할을 하게 됩니다.

또한, 화투패로 하는 수리력 연산 등 다양한 구성을 통해 치매 예방에 많은 도움이 됩니다.

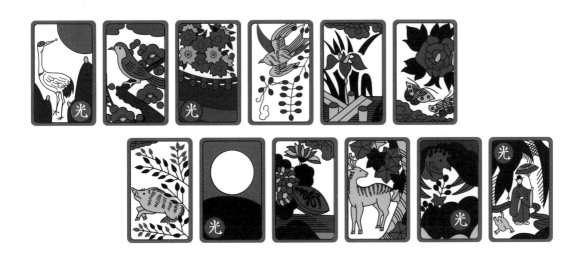

화투(花鬪)는 12달을 상징하는 12종류의 카드가 한 종류당 4장씩으로 하여 총 48장으로 구성되어 있는 놀이 도구 또는 이것을 이용한 놀이 전체를 말합니다.

1월

송학

광(光)에는 두루미와 태양, 소나무가 그려져 있으며 소나무와 학은 무병 장수를 상징합니다.

화투점 의미 소식

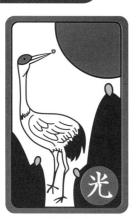

20점 짜리 (광)

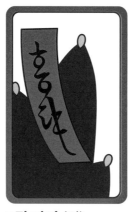

5점 짜리 (단)

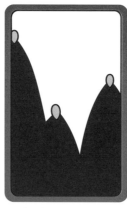

0점 짜리 (피)

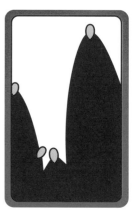

0점 짜리 (피)

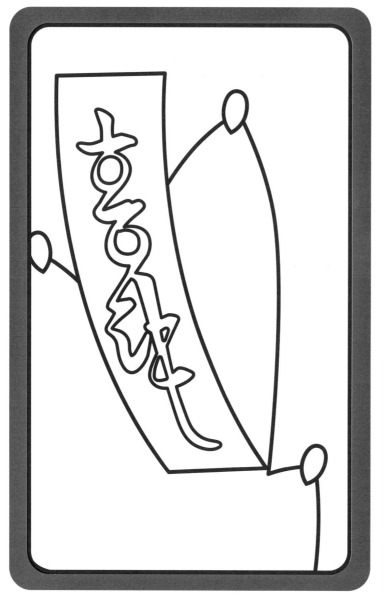

➡ 색칠해서 화투패 그림을 완성해 보세요.

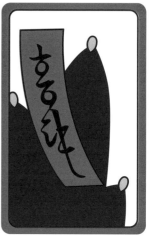

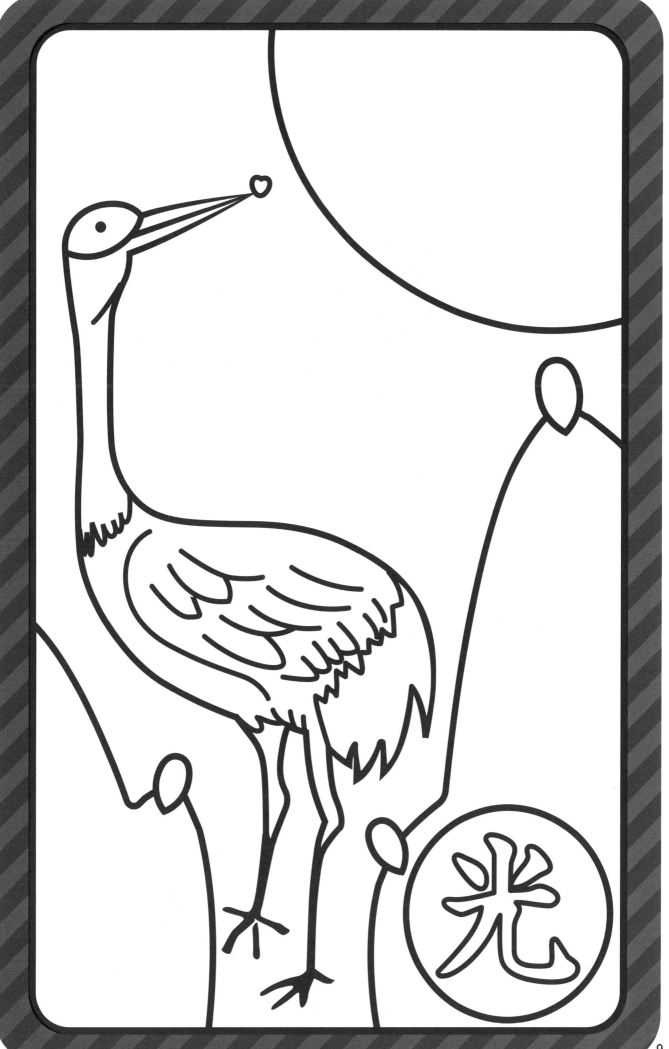

2월

매조

동물은 이른 봄을 상징하는 휘파람새, 식물로는 매화나무,
그리고 사물로는 구름이 그려져 있어요.

화투점 의미 애인, 이성, 님

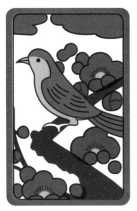
10점 짜리 (끗)

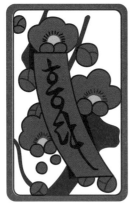
5점 짜리 (단)

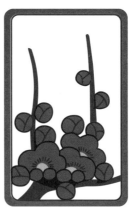
0점 짜리 (피)

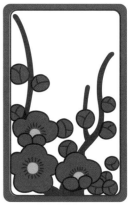
0점 짜리 (피)

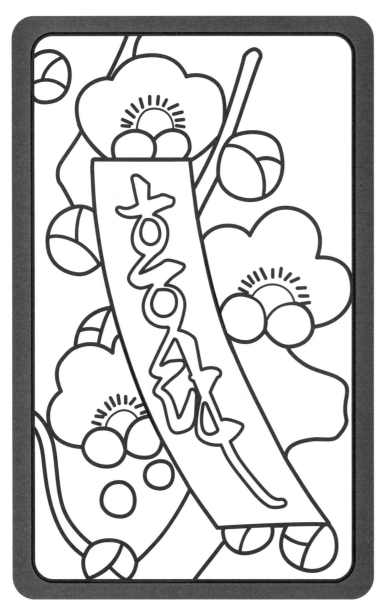

➡ 색칠해서 화투패 그림을
완성해 보세요.

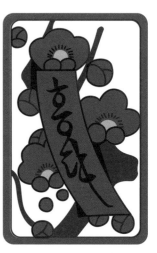

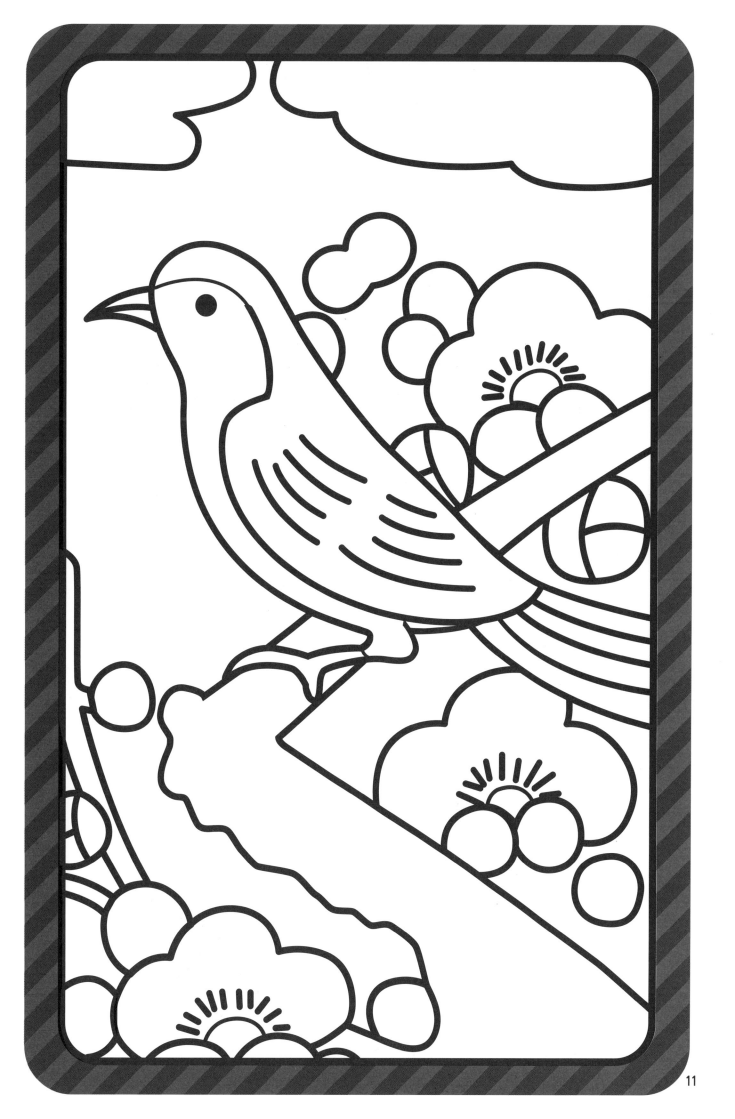

3월 벚꽃, 사쿠라

벚꽃과 일본에서 사용되는 전통적인 휘장 중의 하나인 '만마쿠'가 그려져 있어요.

화투점 의미 만남, 데이트, 산보

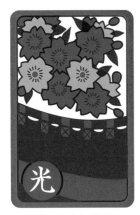
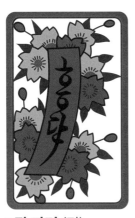
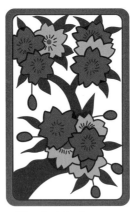
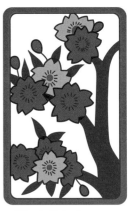

20점 짜리 (광)　　　5점 짜리 (단)　　　0점 짜리 (피)　　　0점 짜리 (피)

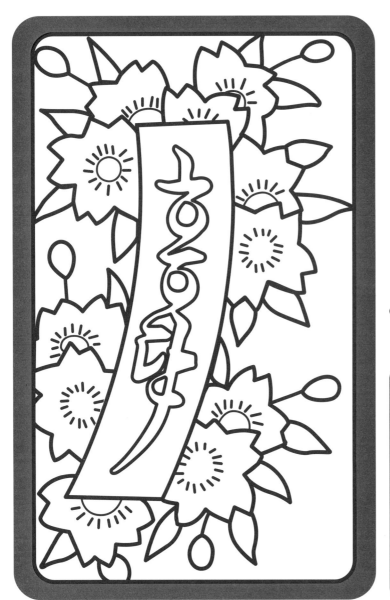

➡ 색칠해서 화투패 그림을 완성해 보세요.

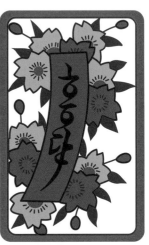

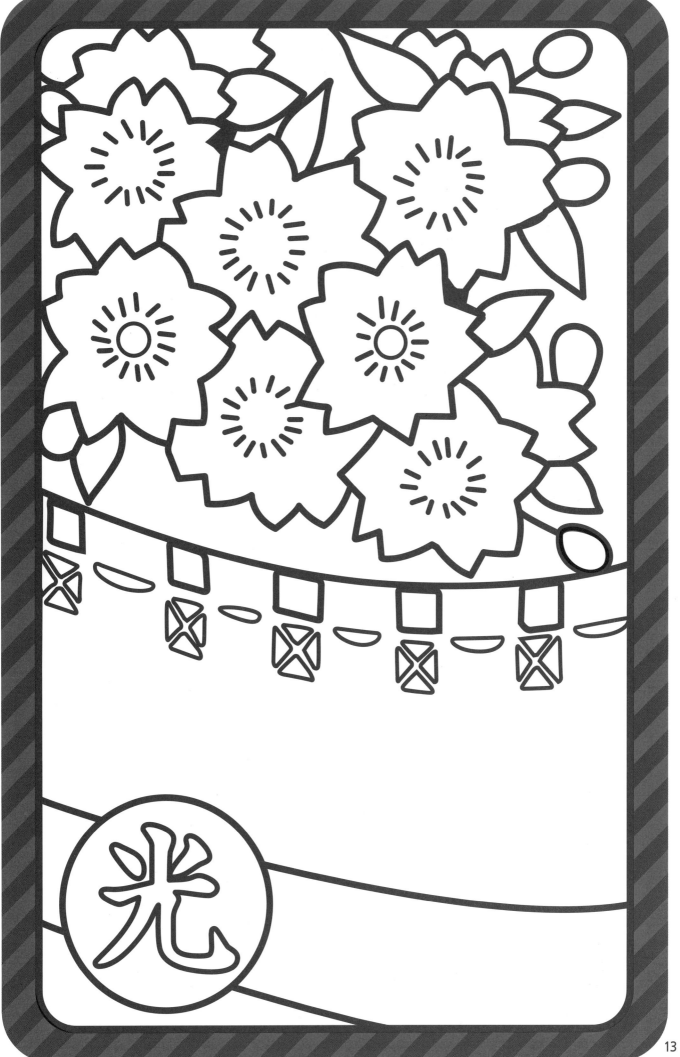

4월

흑싸리

등나무 색이 검은색이라 흑싸리로 불리는 경우가 많아요.
동물은 두견새, 사물은 붉은 초승달이 그려져 있어요.

화투점 의미 구설수

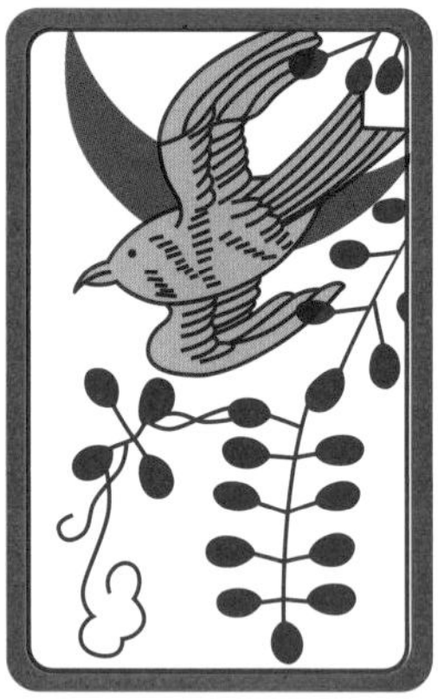

10점 짜리 (끗)

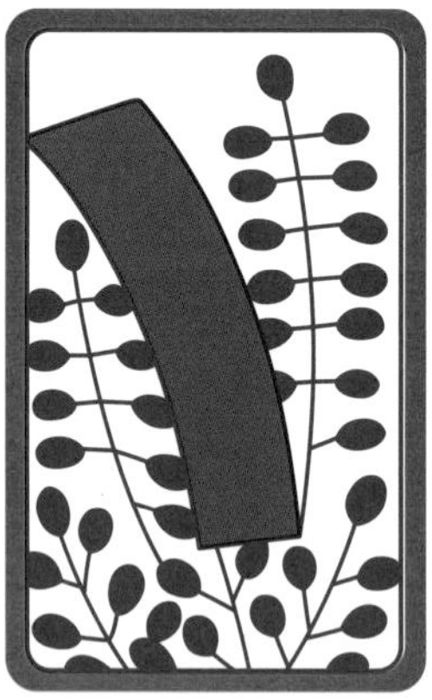

5점 짜리 (단)

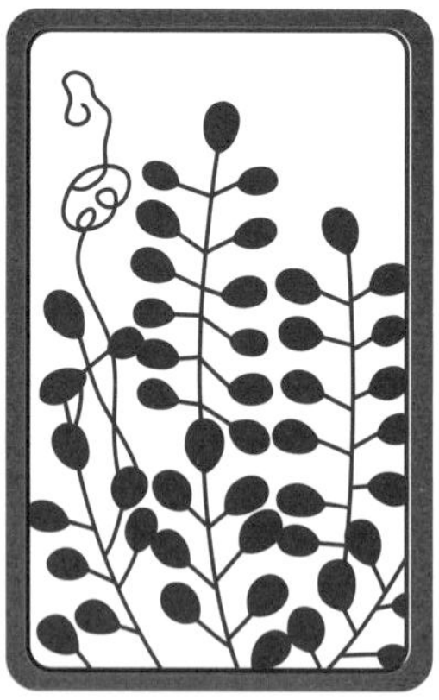

0점 짜리 (피)

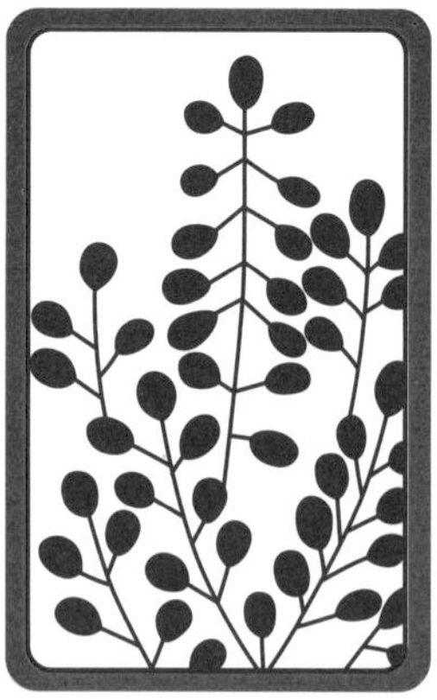

0점 짜리 (피)

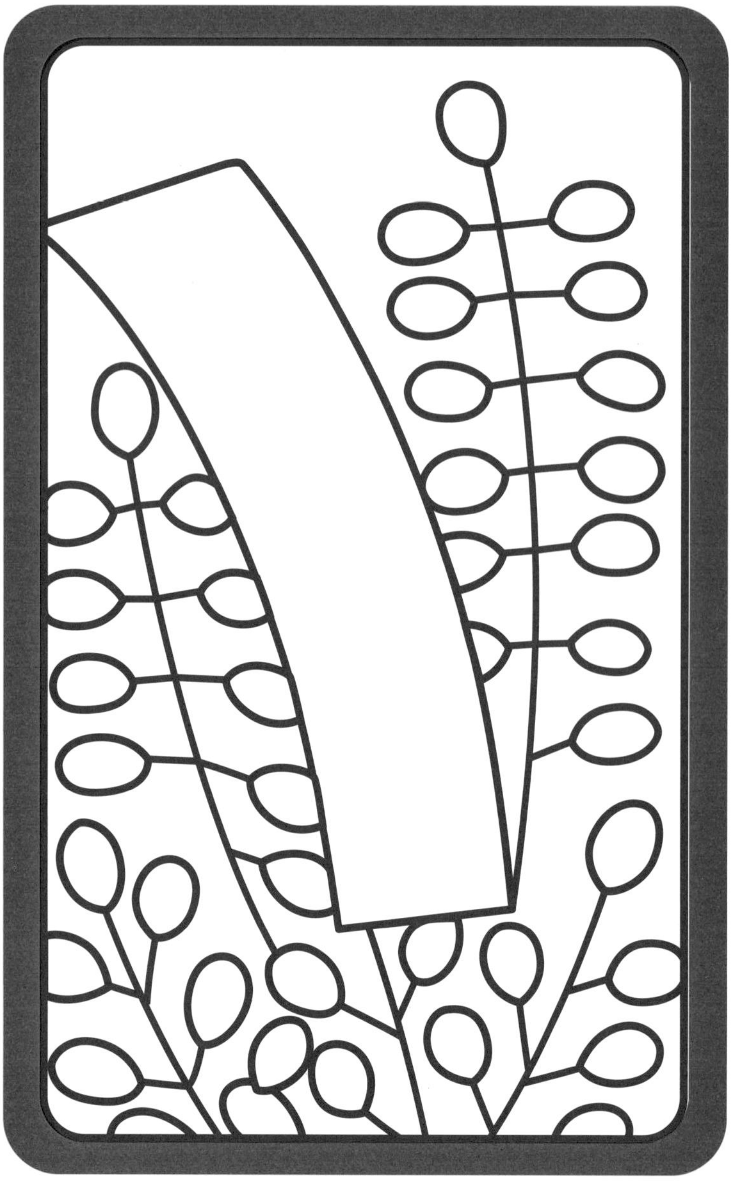

➜ 색칠해서 화투패 그림을 완성해 보세요.

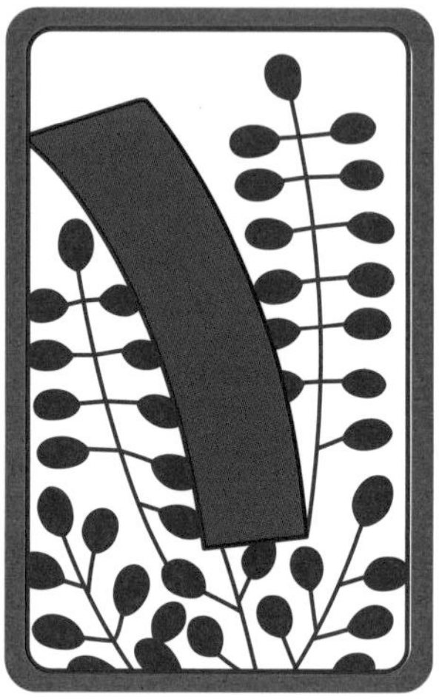

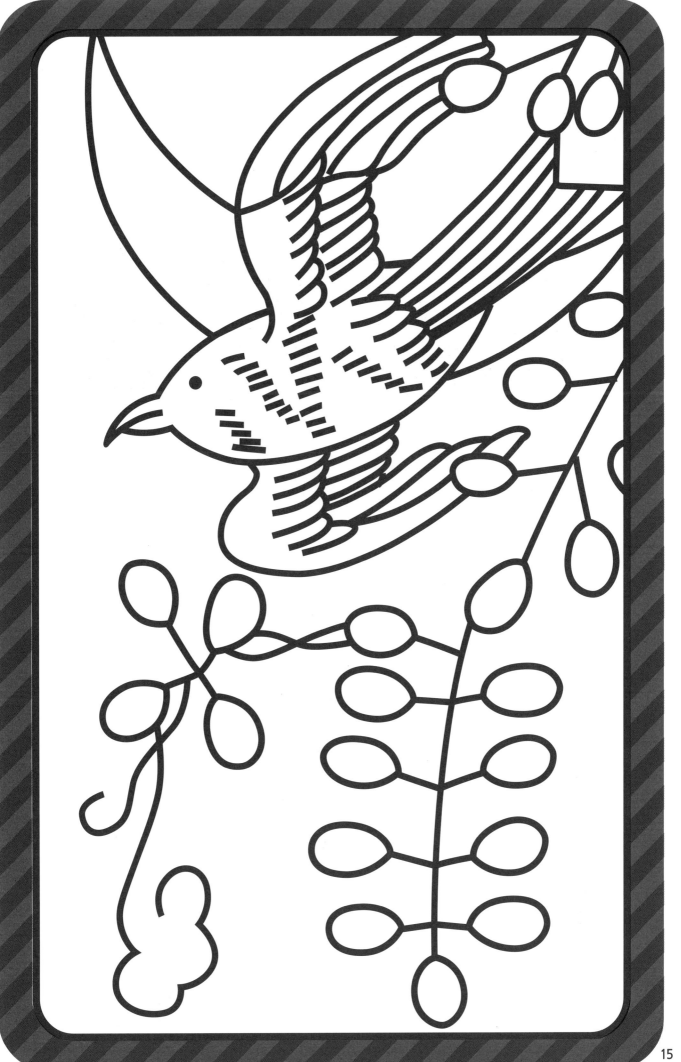

15

5월 난초

한국에서 난초라고 불리지만 실제 식물은 제비붓꽃이며 지그재그로 이어서 놓은 다리 모양의 나무 구조물 '야츠하시'가 그려져 있어요.

화투점 의미 식사, 국수

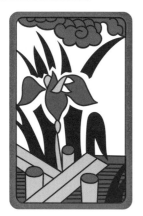
10점 짜리 (끗)

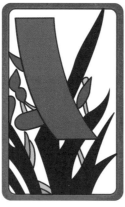
5점 짜리 (단)

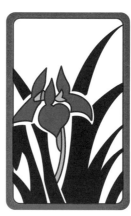
0점 짜리 (피)

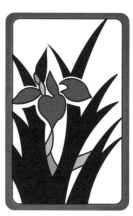
0점 짜리 (피)

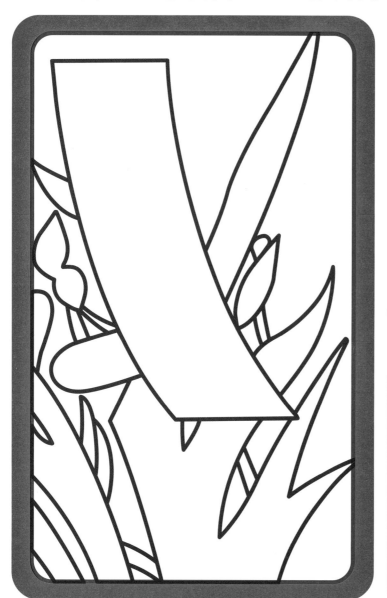

➡ 색칠해서 화투패 그림을 완성해 보세요.

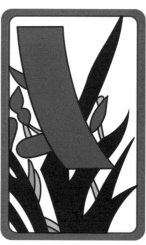

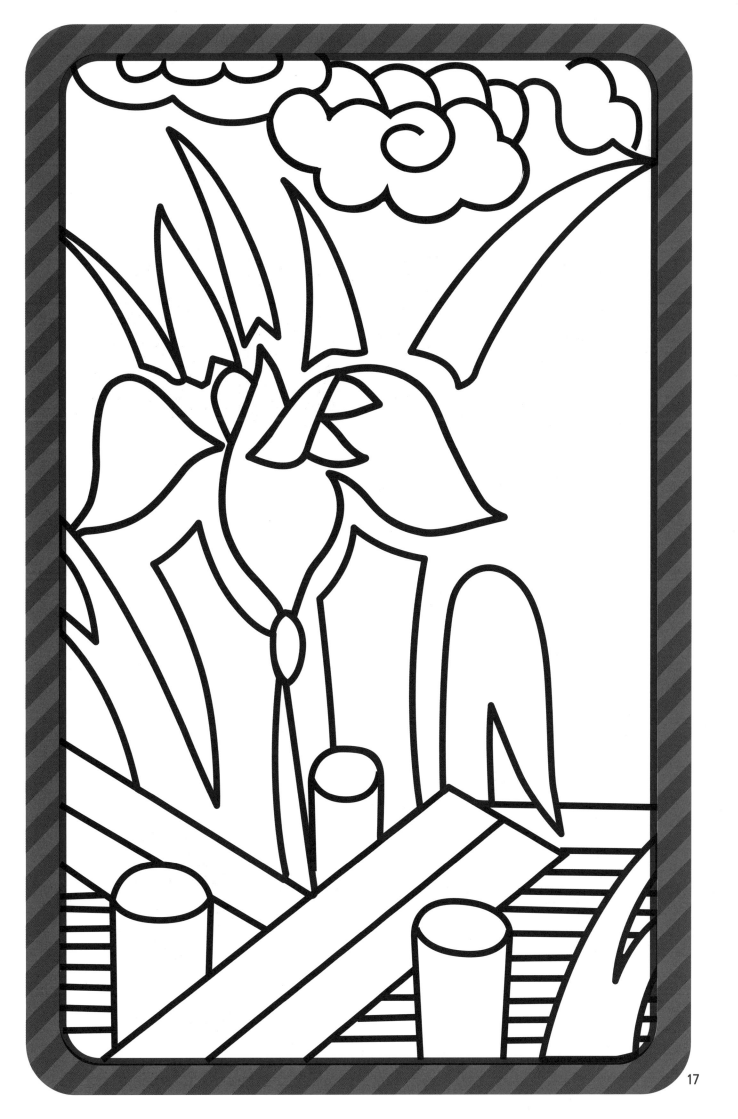

6월 모란

모란과 나비가 그려진 그림으로 한국에서는 선덕여왕의 일화로 인해 모란꽃에 나비를 같이 그리지 않는다고 해요.

화투점 의미 길조, 기쁨

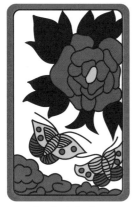
10점 짜리 (꿋)

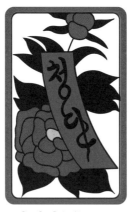
5점 짜리 (단)

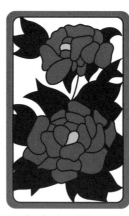
0점 짜리 (피)

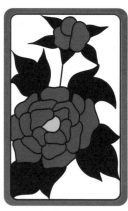
0점 짜리 (피)

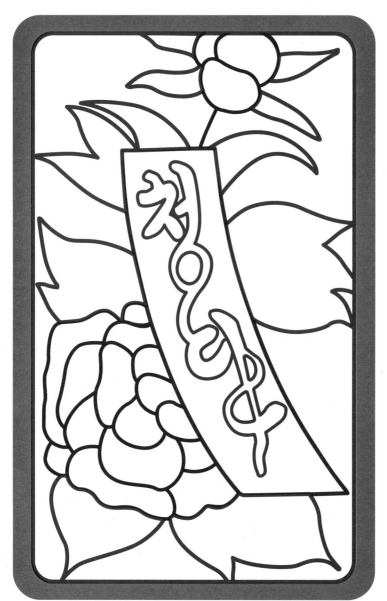

➡ 색칠해서 화투패 그림을 완성해 보세요.

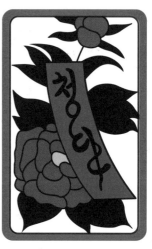

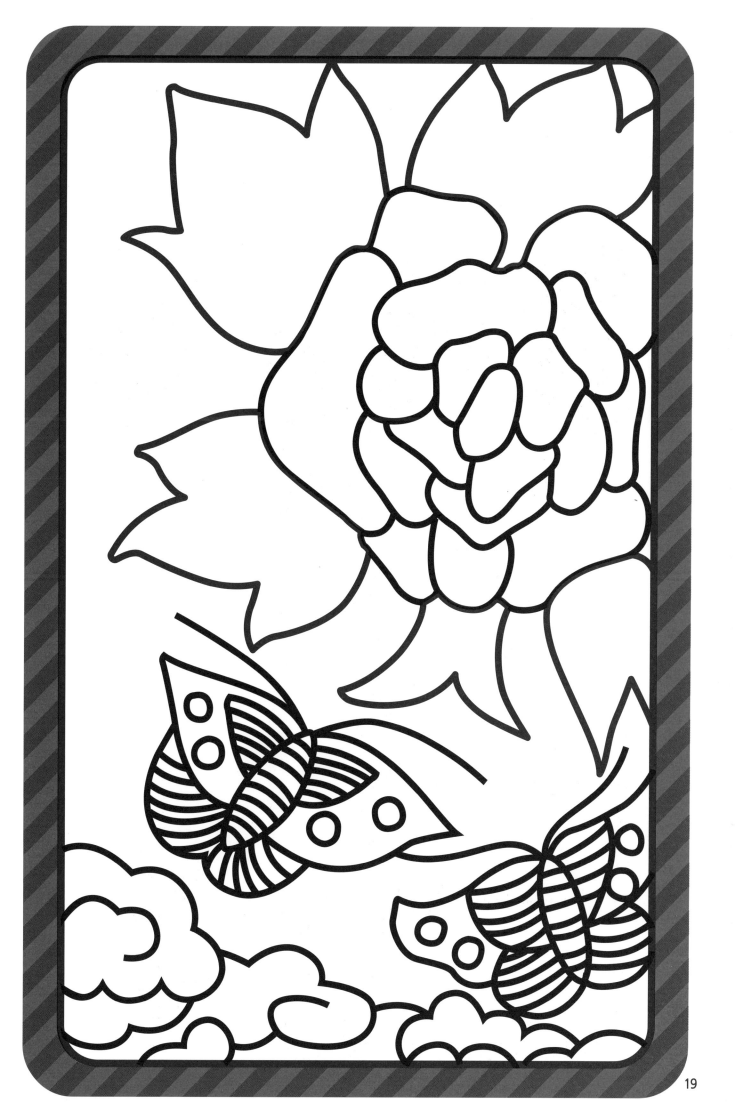

7월 | 홍싸리

흑싸리(등나무)와 구분하기 위해 홍싸리로 불린다. 끗에는 멧돼지가 그려져 있어요.

화투점 의미 횡재, 돈, 행운

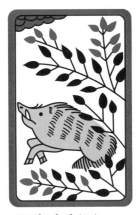
10점 짜리 (끗)

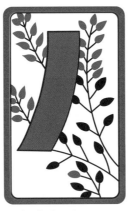
5점 짜리 (단)

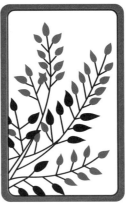
0점 짜리 (피)

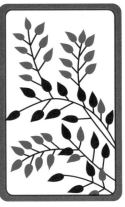
0점 짜리 (피)

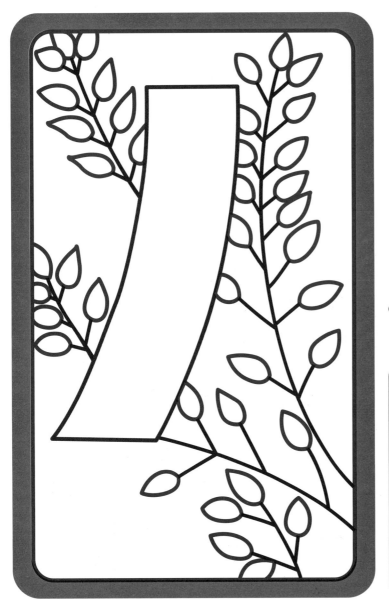

➡ 색칠해서 화투패 그림을 완성해 보세요.

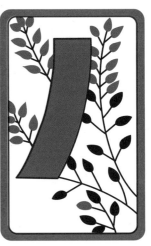

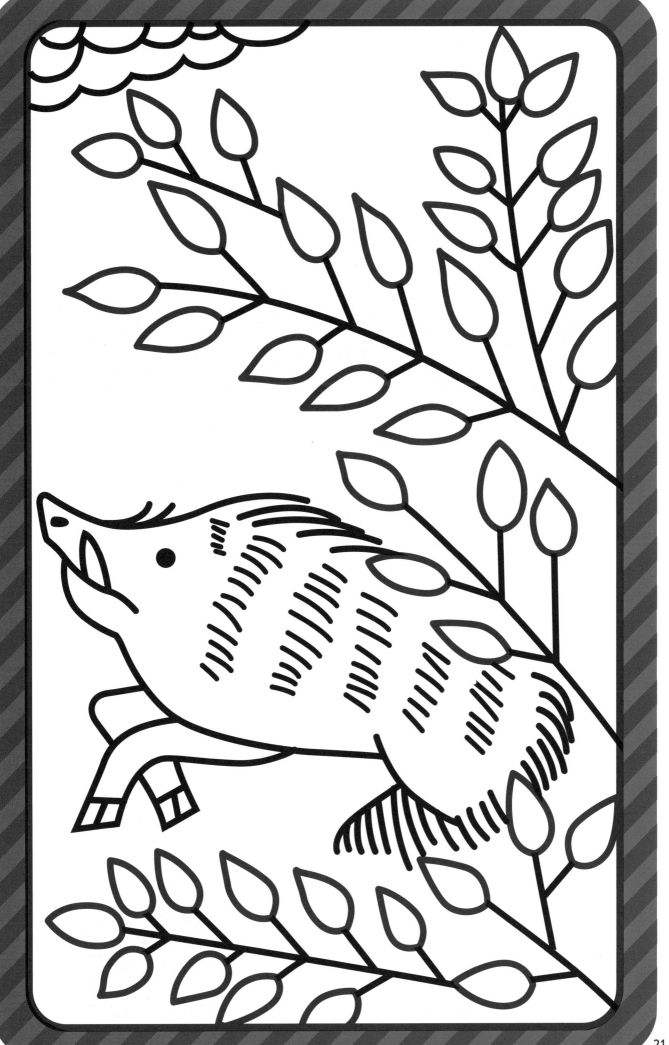

8월

공산 원래는 억새가 뒤덮인 들판 무늬였지만, 한국 화투에서는 전부 검정으로 칠해져 나온다. �끗에는 기러기 3마리가, 광에는 보름달이 그려져 있어요.

화투점 의미 달밤, 밤

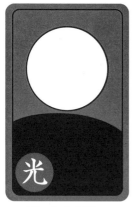
20점 짜리 (광)

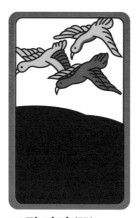
10점 짜리 (�끗)

0점 짜리 (피)

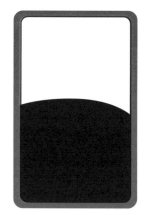
0점 짜리 (피)

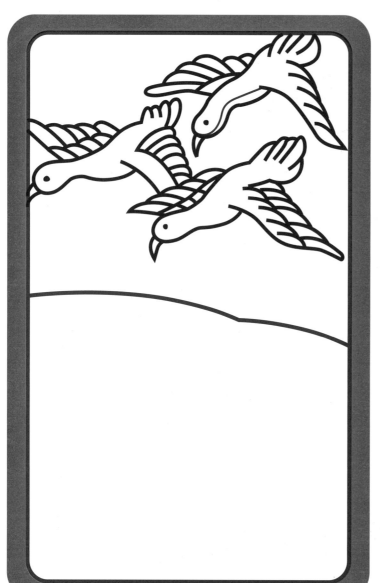

➡ 색칠해서 화투패 그림을 완성해 보세요.

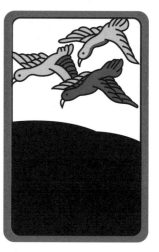

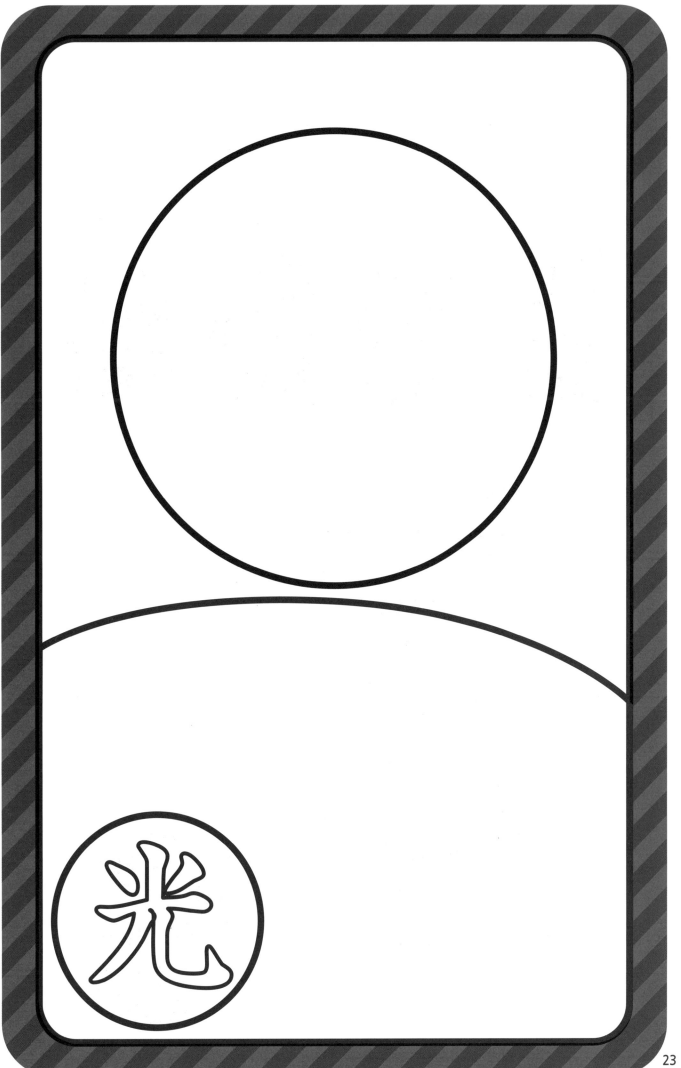

9월 국진

붉은색 사카즈키라는 술잔과 국화가 그려져 있어요. 9월에
국화주를 마시며 무병장수를 기원했다고 해요.

화투점 의미 술

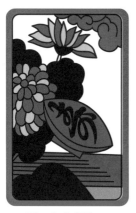
10점 짜리 (끗)

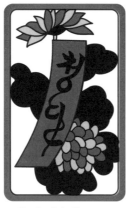
5점 짜리 (단)

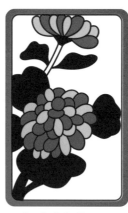
0점 짜리 (피)

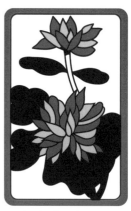
0점 짜리 (피)

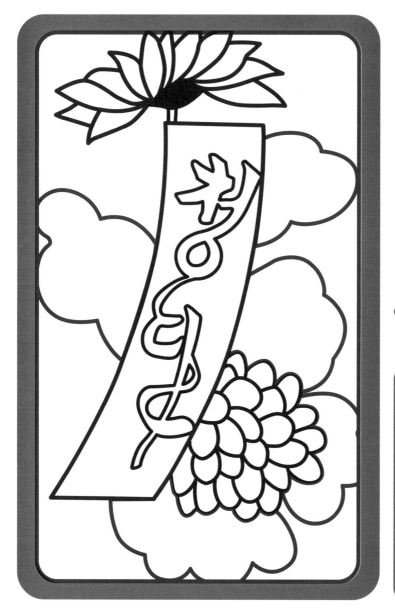

➡ 색칠해서 화투패 그림을
완성해 보세요.

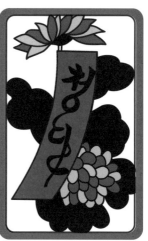

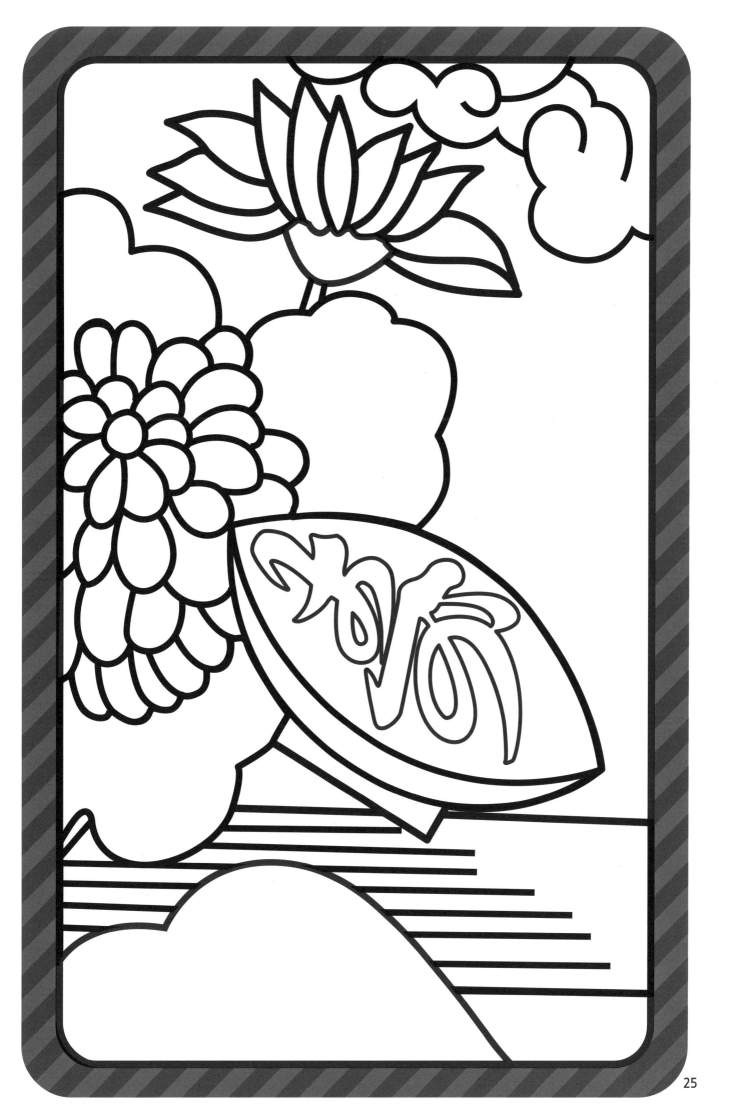

10월 단풍

단풍과 사슴이 그려져 있으며 사슴이 옆을 바라보고 있는 것은 일본어의 속어로 무시하다에서 비롯되었다고 해요.

화투점 의미 근심, 걱정

10점 짜리 (끗)

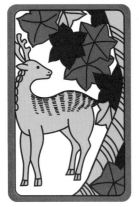

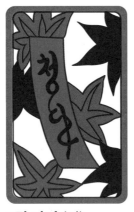

5점 짜리 (단)

0점 짜리 (피)

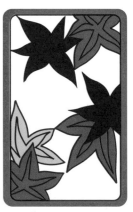

0점 짜리 (피)

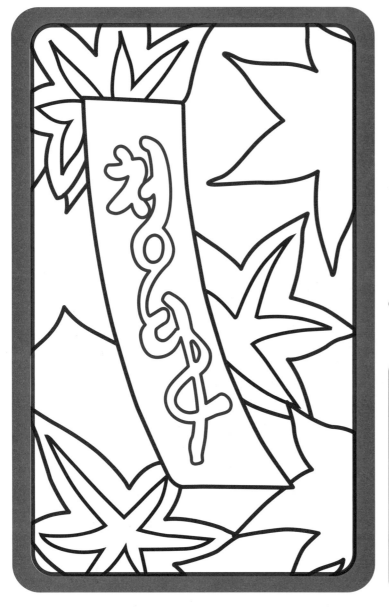

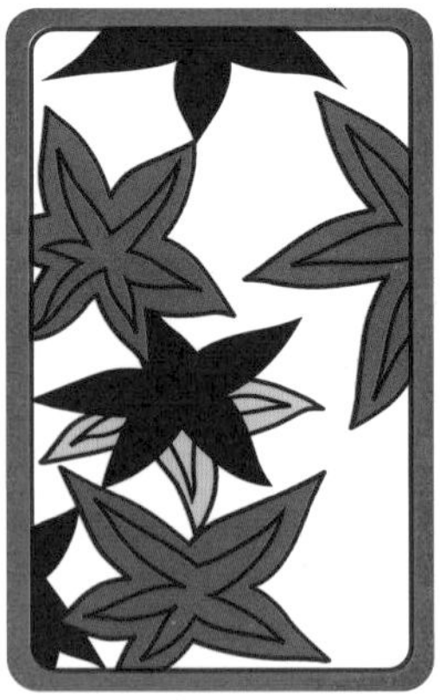

➔ 색칠해서 화투패 그림을 완성해 보세요.

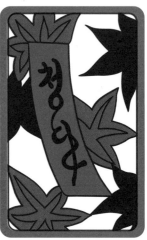

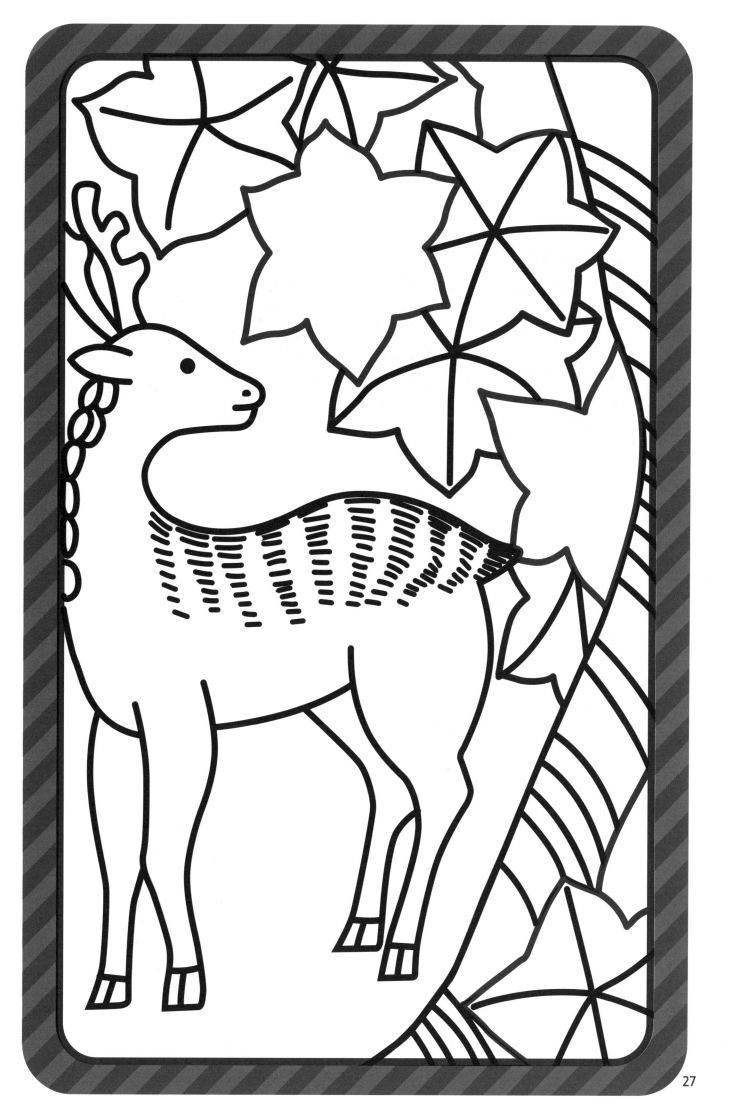

11월

오동 원래 오동나무 잎인데 한국 화투에서는 녹색이 흑색으로 바뀌면서 일명 똥이라고도 불리고 봉황과 같이 그려져 있어요.

화투점 의미 돈, 금전

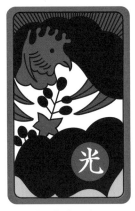
20점 짜리 (광)

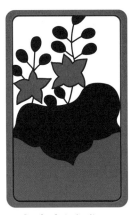
0점 짜리 (쌍피)

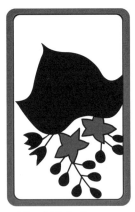
0점 짜리 (피)

0점 짜리 (피)

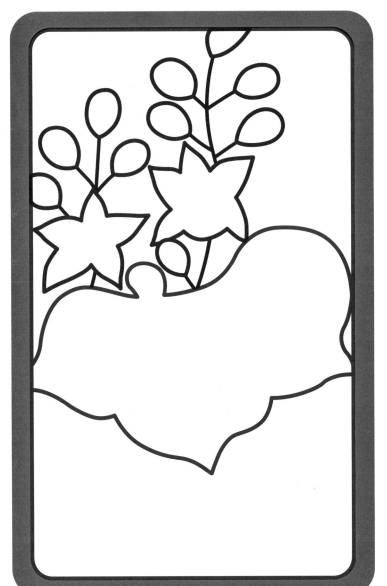

➡ 색칠해서 화투패 그림을 완성해 보세요.

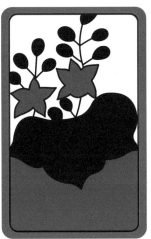

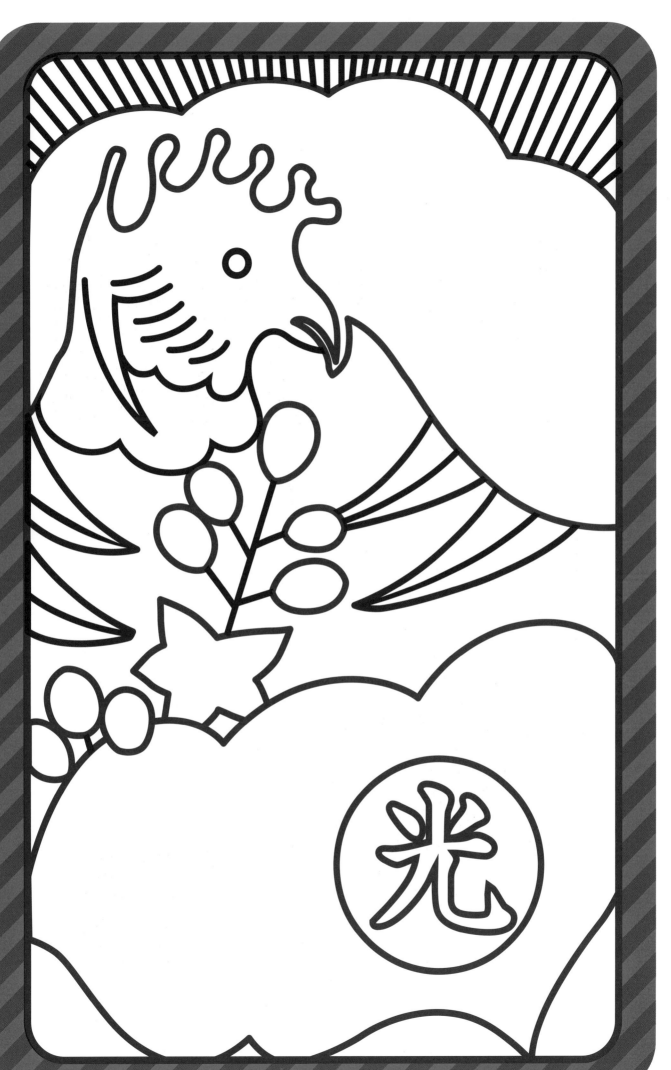

12월 비

비광(光)에는 유명한 서예가가 가는 길에 개구리가 강물에 떠내려가지 않기 위해 필사적으로 버드나무에 오른 광경을 보고 크게 깨달은 일화가 있어요.

화투점 의미 손님, 친구

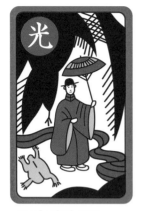
20점 짜리 (광)

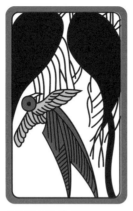
10점 짜리 (끗)

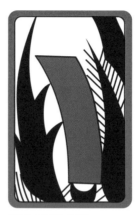
5점 짜리 (단)

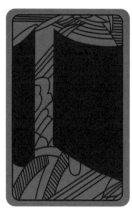
0점 짜리 (쌍피)

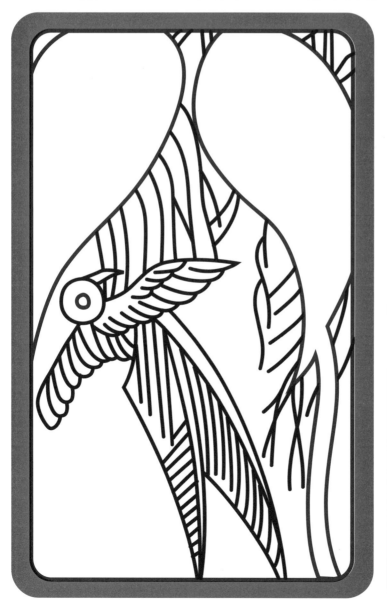

➡ 색칠해서 화투패 그림을 완성해 보세요.

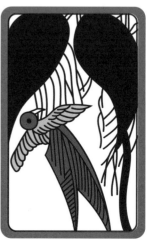

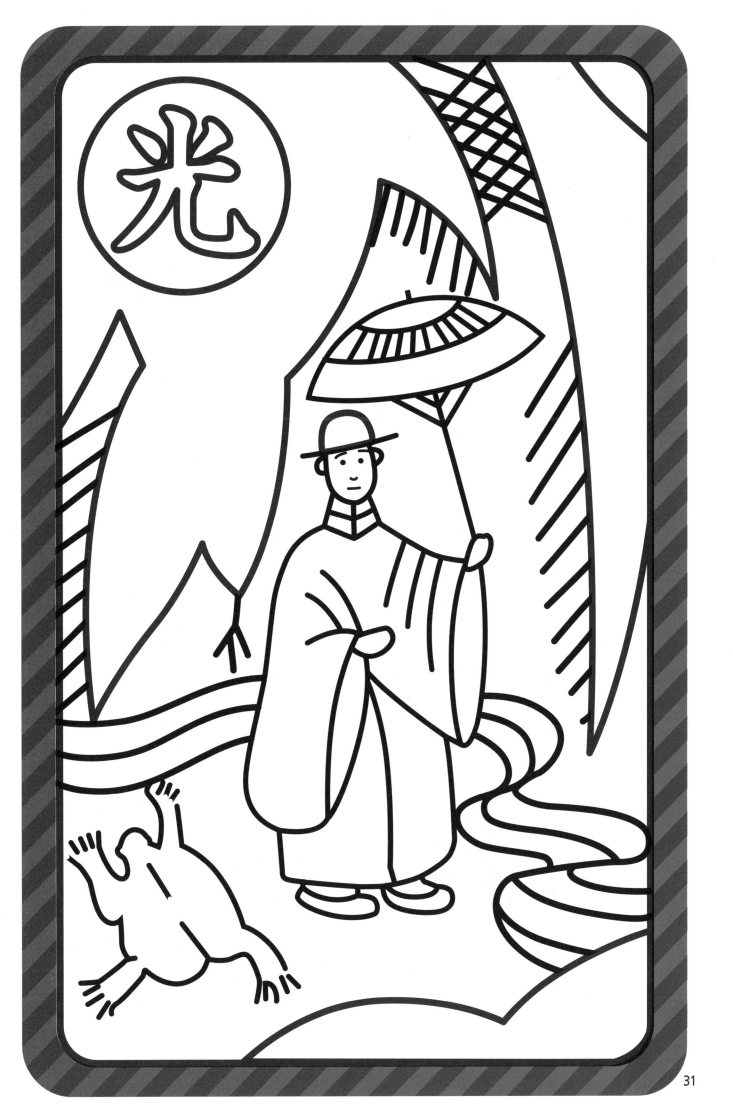

다른 그림 찾기

그림을 보고 다른 3곳을 찾아 보세요.
집중력을 길러요.

1

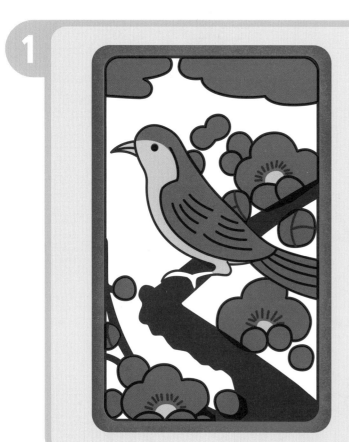
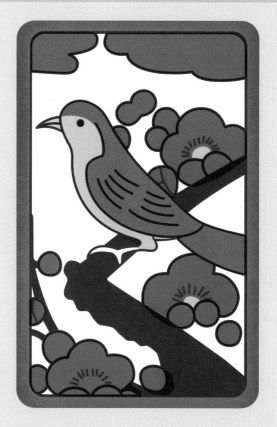

2

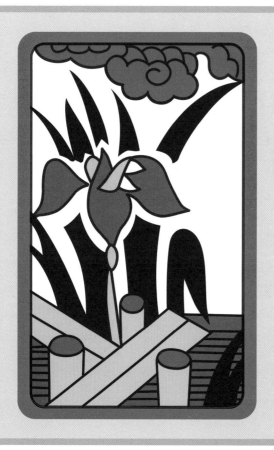
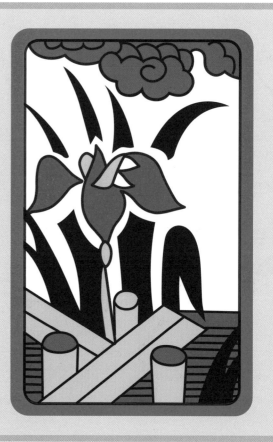

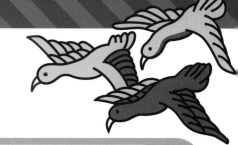

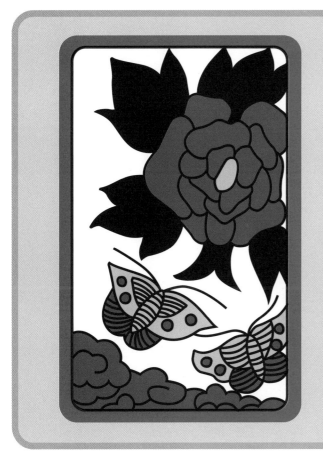
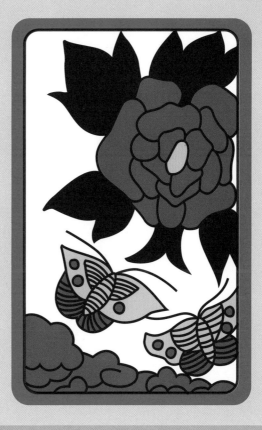

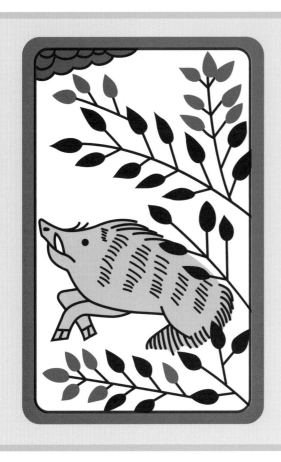
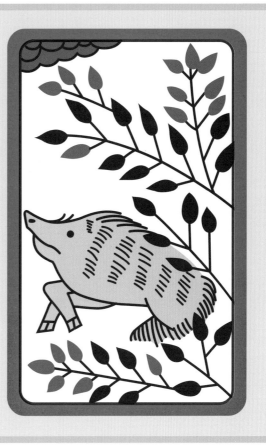

다른 그림 찾기

그림을 보고 다른 3곳을 찾아 보세요.
집중력을 길러요.

5

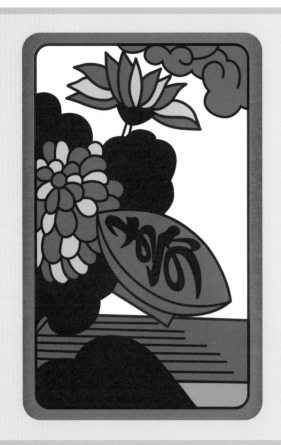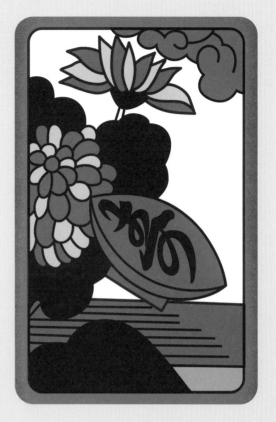

6

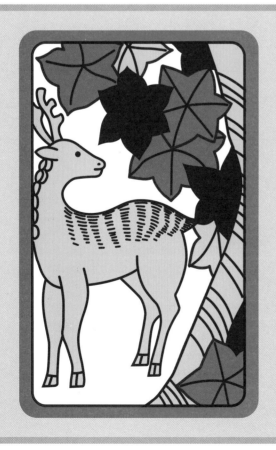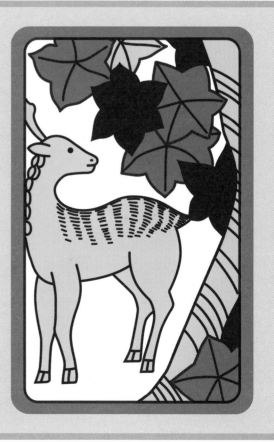

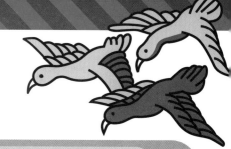

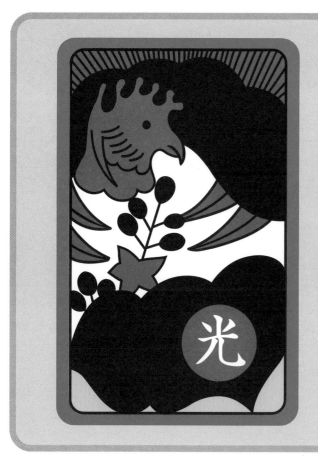

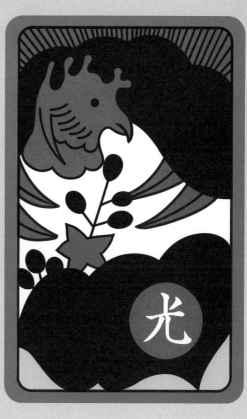

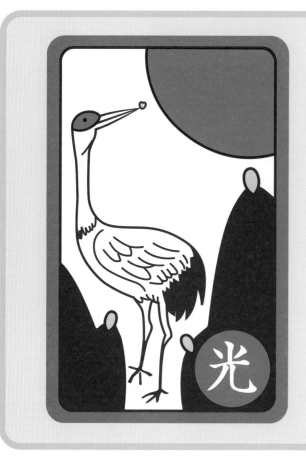

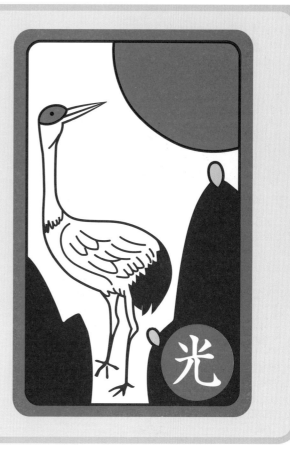

점수 계산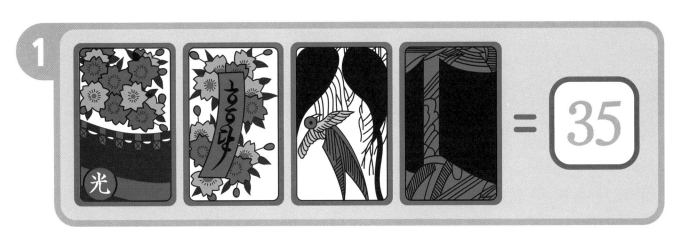

수리력을 길러요. 화투패를 보고 민화투 점수를 계산해서 써 보세요.

1 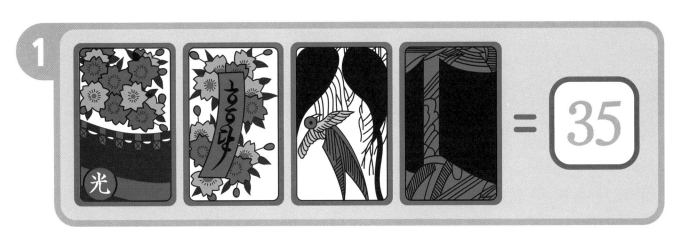 = 35

2 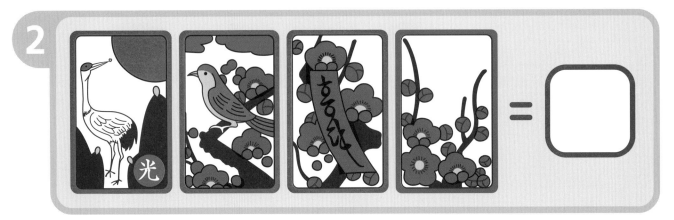 =

3 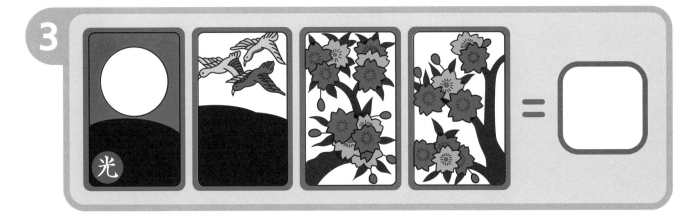 =

4 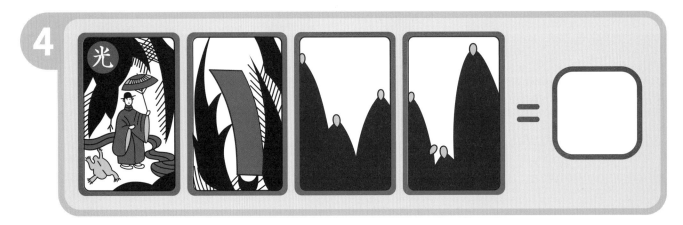 =

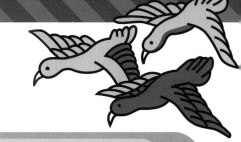

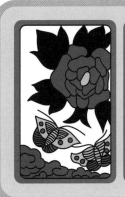 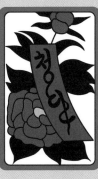 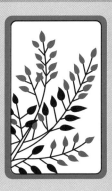 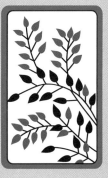 =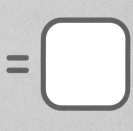

5

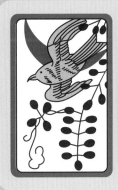 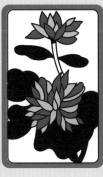 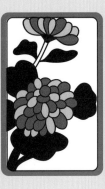 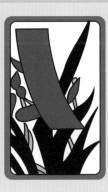 =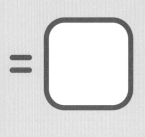

6

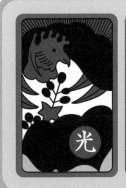 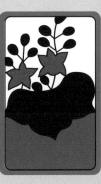 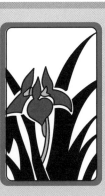 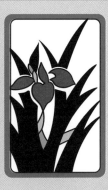 =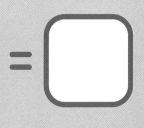

7

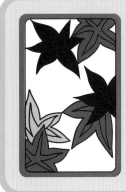 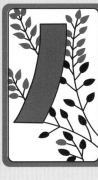 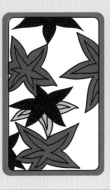 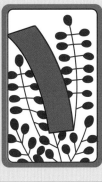 =

8

점수 계산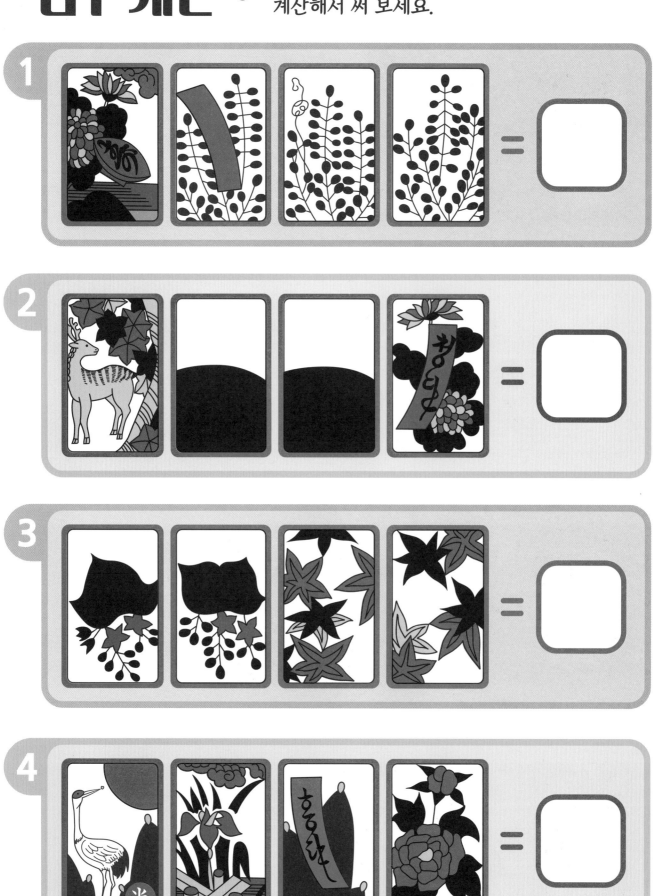

수리력을 길러요. 화투패를 보고 민화투 점수를 계산해서 써 보세요.

1   =

2   =

3   =

4   =

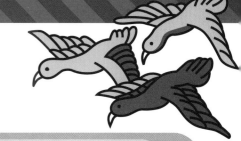

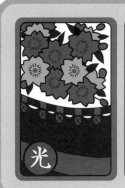 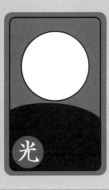 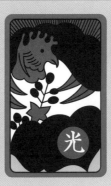 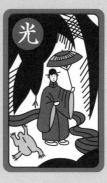 = 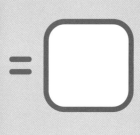 **5**

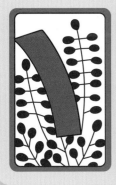 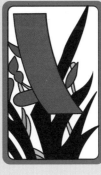 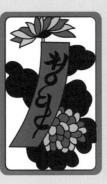 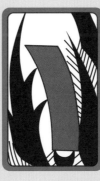 = 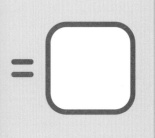 **6**

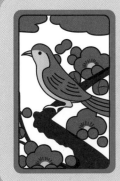 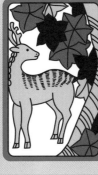 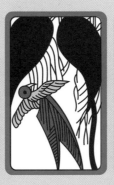 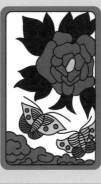 = 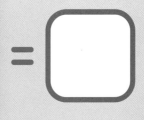 **7**

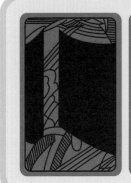 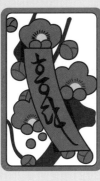 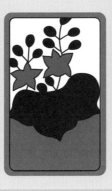 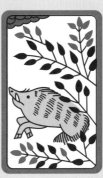 = **8**

고스톱 점수계산

광

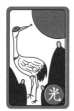 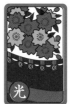 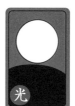 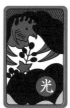 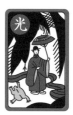

광(光)은 모두 5장입니다.

광(光) 3장 = 3점　　광(光) 4장 = 4점　　광(光) 5장 = 15점

단 비광(光)을 포함한 3장은 2점입니다.

열끗

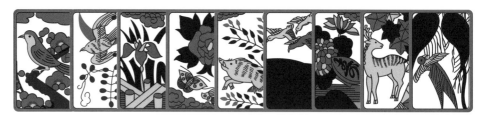

열끗 5장 = 1점이고 이후 추가로 1장씩 모을 때마다 1점씩 늘어납니다.

고도리

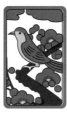 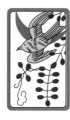 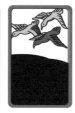

열끗 중 새의 모양이 들어있는 3개의 패를 모으면 '고도리'라고 해서 5점입니다.

띠

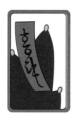 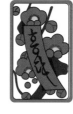 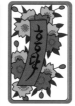 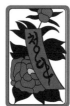 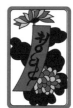 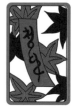

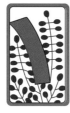 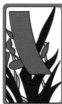 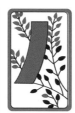 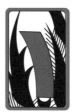

띠 5장 = 1점이고 이후 추가로 1장씩 모을 때마다 1점씩 늘어납니다.

홍단, 청단, 초단

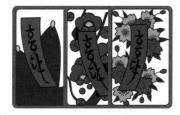 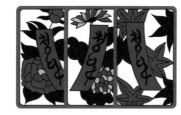 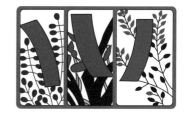

홍단, 청단, 초단은 각각 3점으로 계산합니다.

피

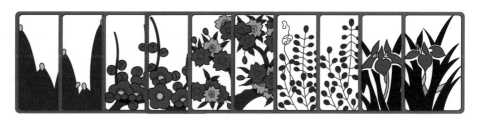

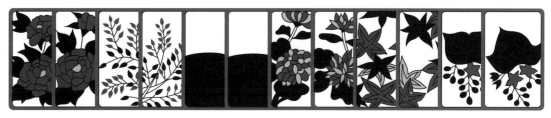

피 10장 = 1점이고 이후 추가로 1장씩 모을 때마다 1점씩 늘어납니다.

쌍피

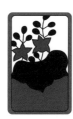 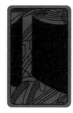 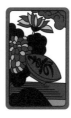

쌍피 1장은 말 그대로 피2장의 역할을 합니다.
단, 국진(오른쪽 이미지)은 열끗으로 사용도 가능합니다.

오광

15점

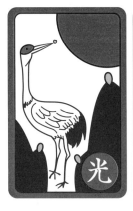 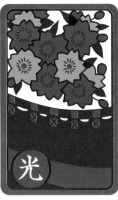 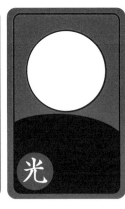 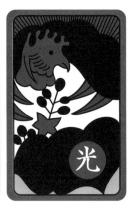 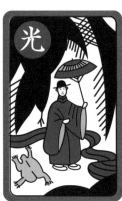

➡ 오광 화투패를 보고 그림을 완성해 보세요.

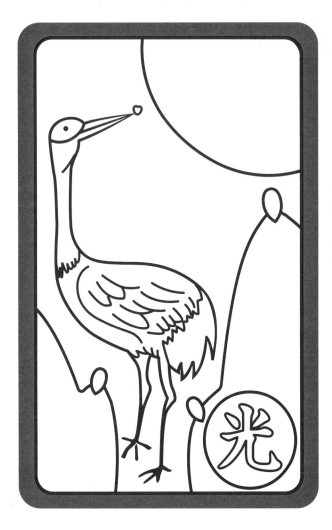 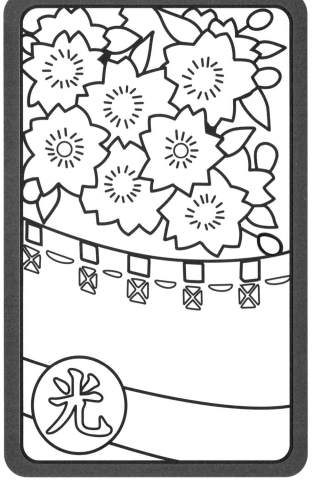

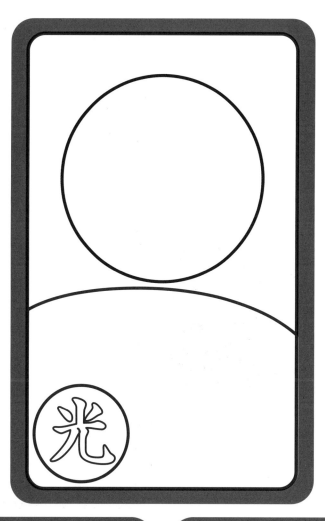

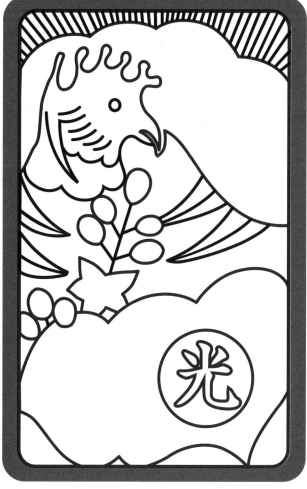

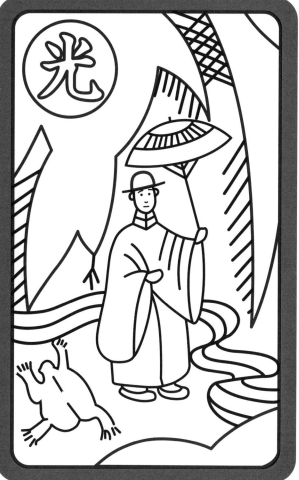

고도리

5점

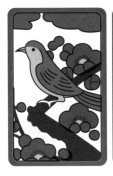 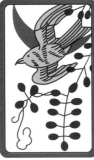 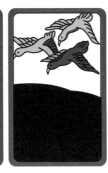

➡️ 고도리 화투패를 보고 그림을
완성해 보세요.

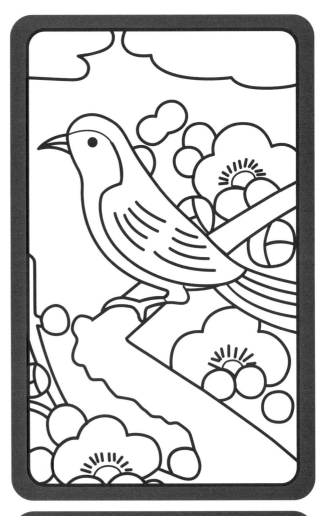

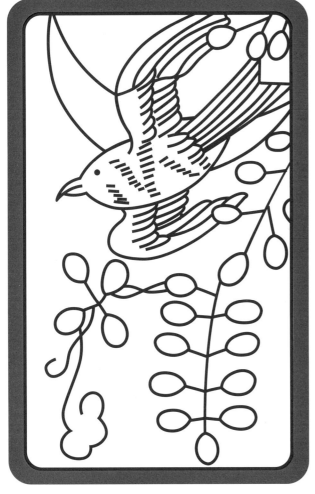

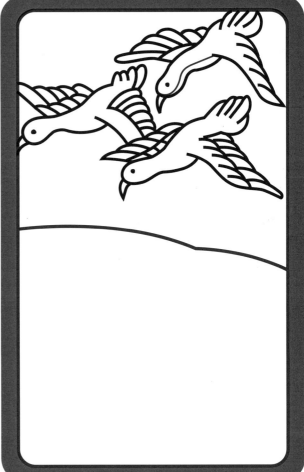

홍단

3점

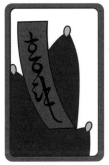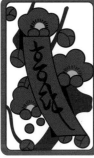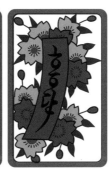

➡️ 홍단 화투패를 보고 그림을
완성해 보세요.

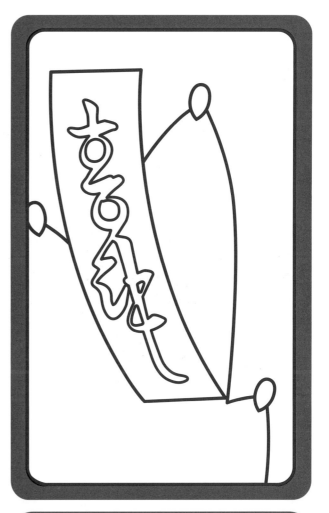

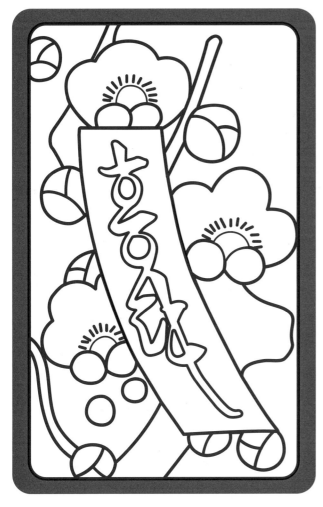

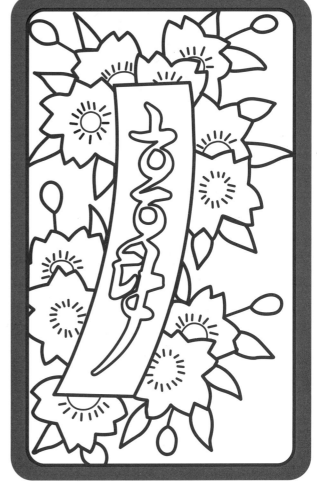

청단

3점

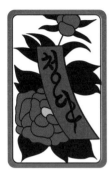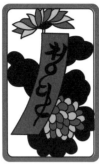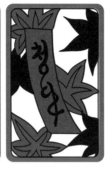

➡️ 청단 화투패를 보고 그림을
완성해 보세요.

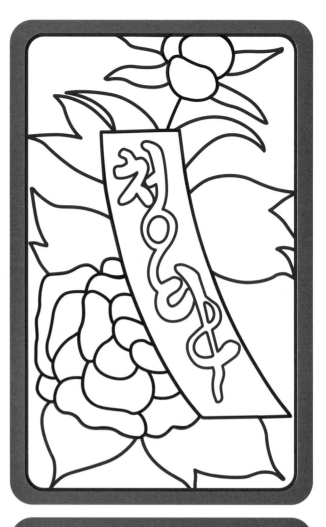

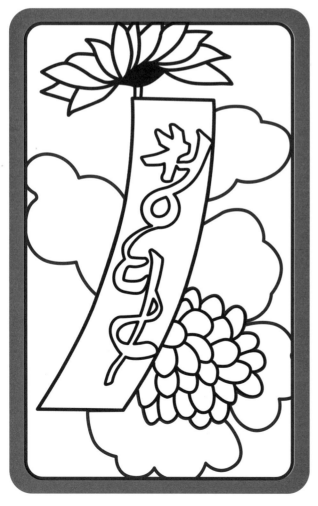

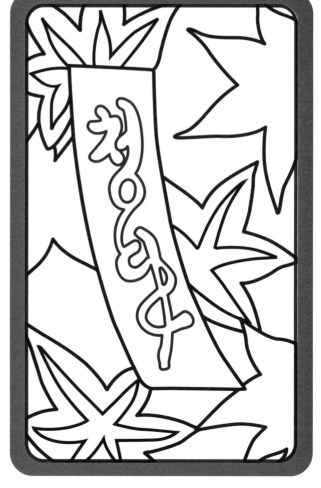

초단

3점

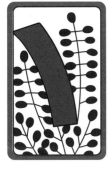 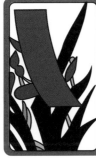 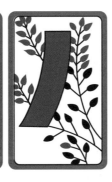

➡️ 초단 화투패를 보고 그림을
완성해 보세요.

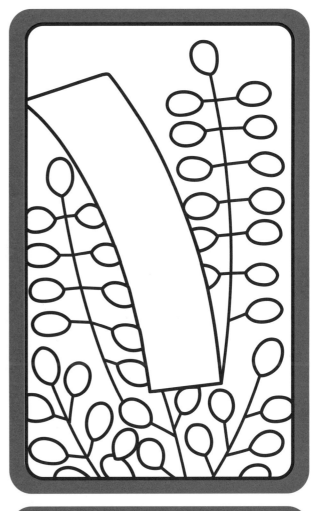

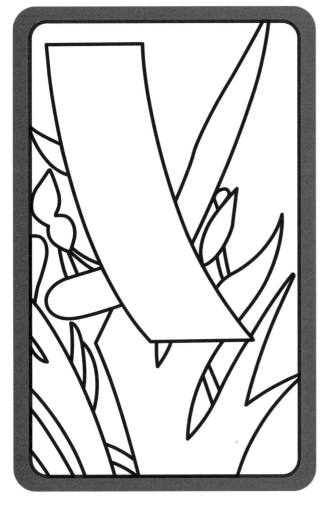

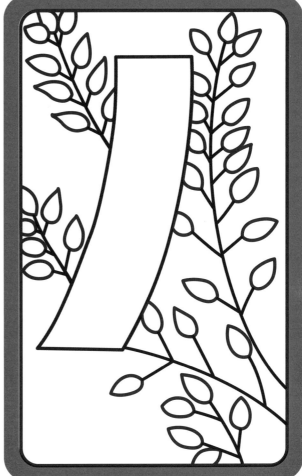

피

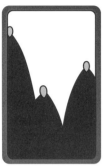 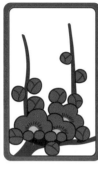 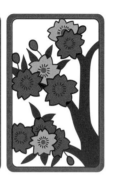

➡ 1월~3월의 피를 보고 화투패를
완성해 보세요.

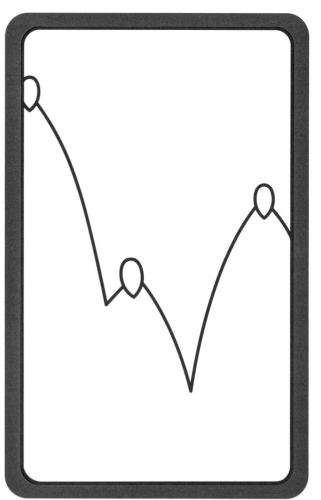

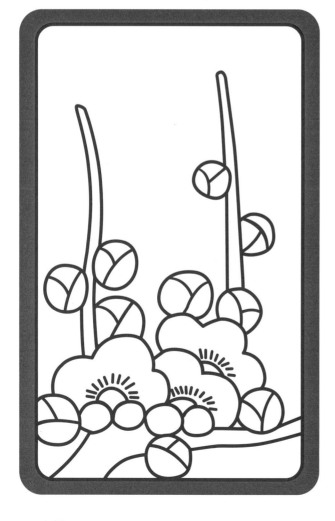

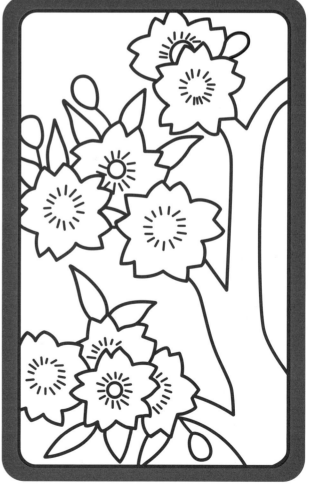

피

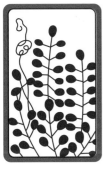 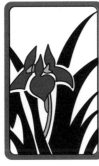 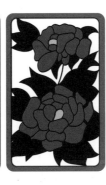

➡️ 4월~6월의 피를 보고 화투패를
완성해 보세요.

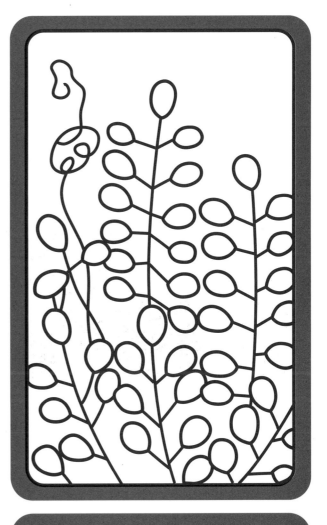

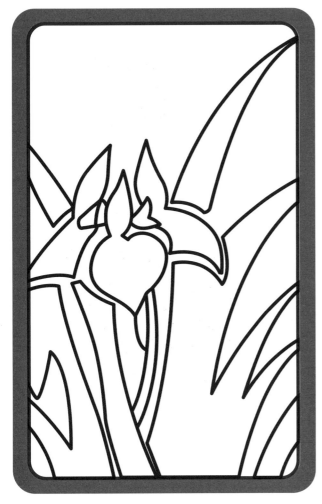

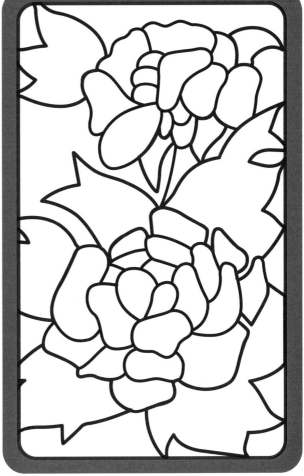

Ⅲ

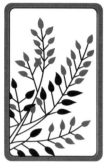 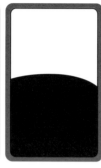 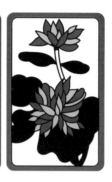

➡ 7월~9월의 피를 보고 화투패를
완성해 보세요.

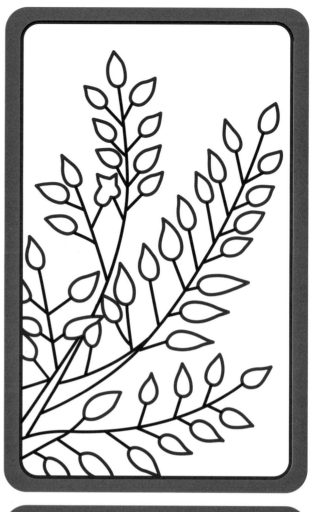

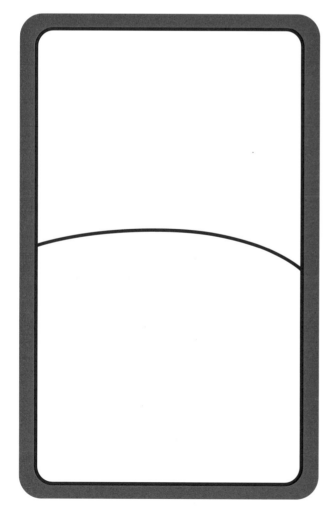

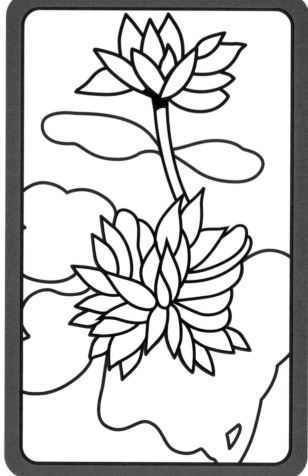

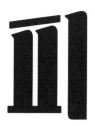

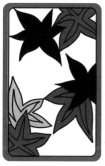 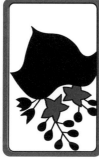 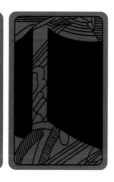

➡️ 10월~12월의 피를 보고 화투패를
완성해 보세요.

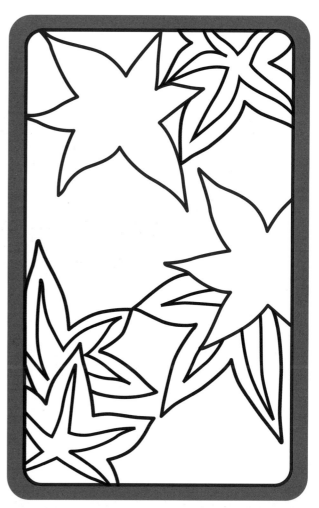

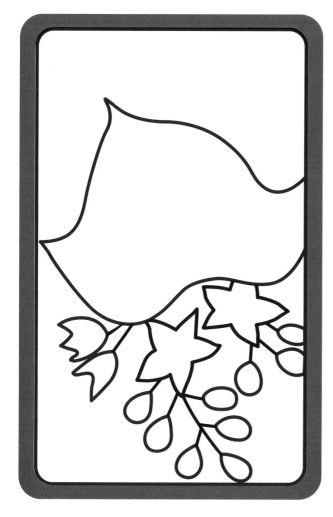

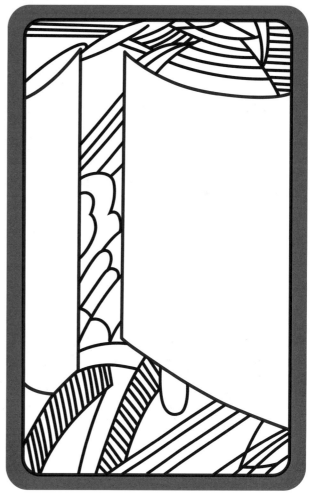

점수 계산

수리력을 길러요. 화투패를 보고 고스톱 점수를
계산해서 써 보세요.

1

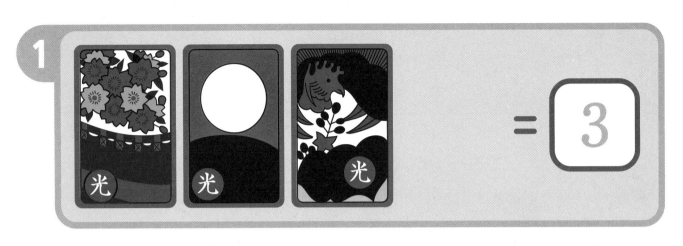

= 3

2

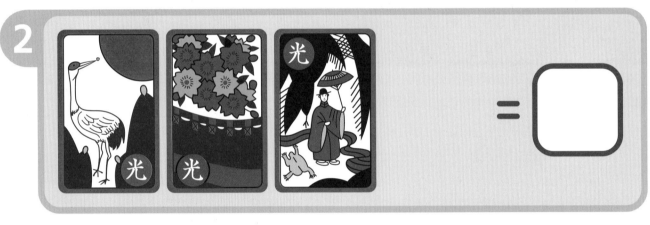

=

3

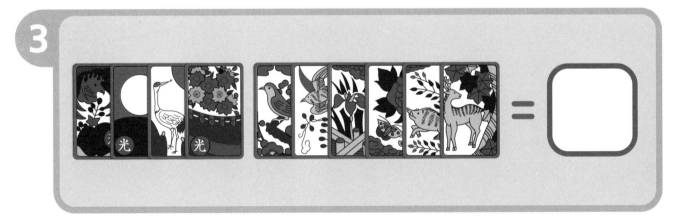

=

4

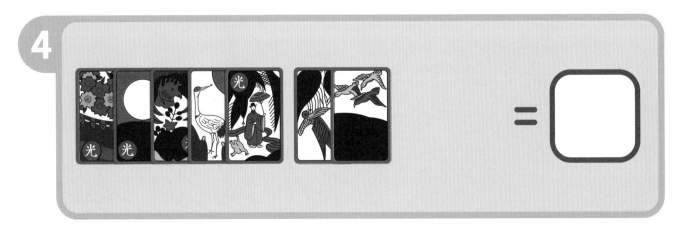

=

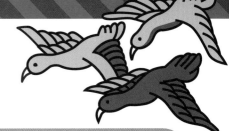

5

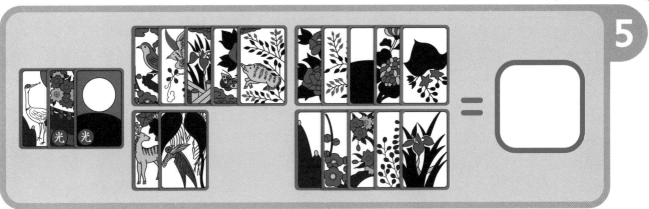

6

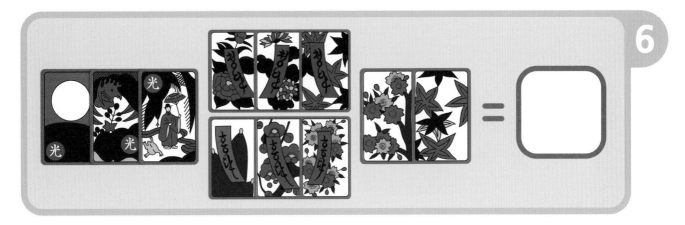

7

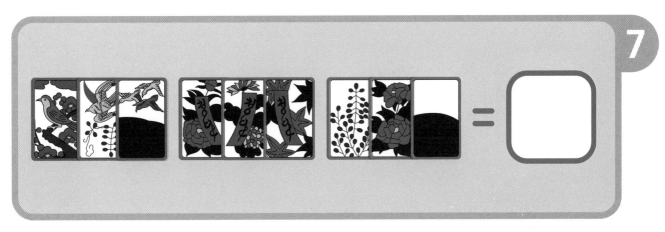

8

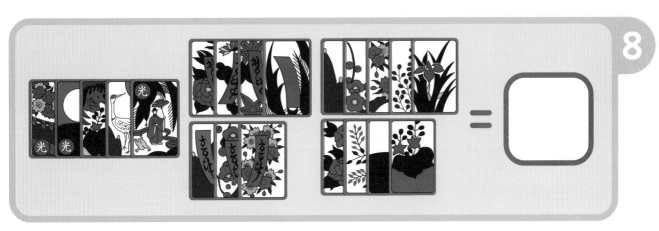

53

그림 퍼즐

어떤 조각으로 그림을 완성할 수 있을까요?
맞는 그림 두 조각을 찾아 동그라미 그려 주세요.

1

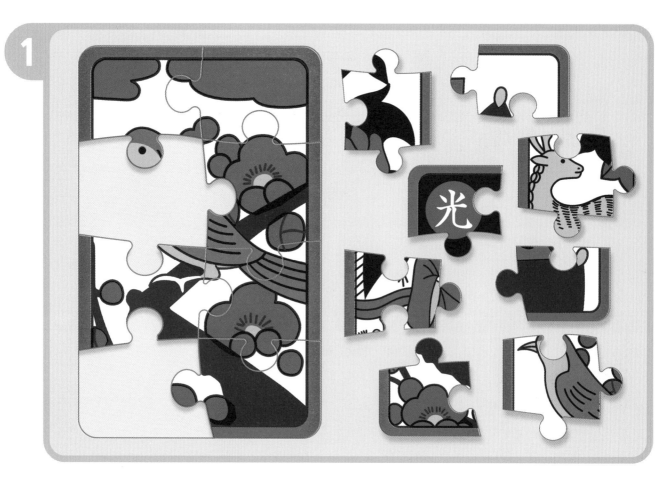

2

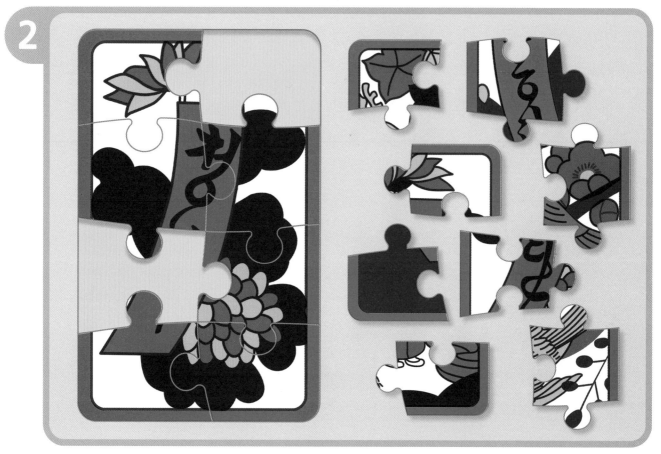

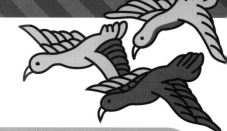

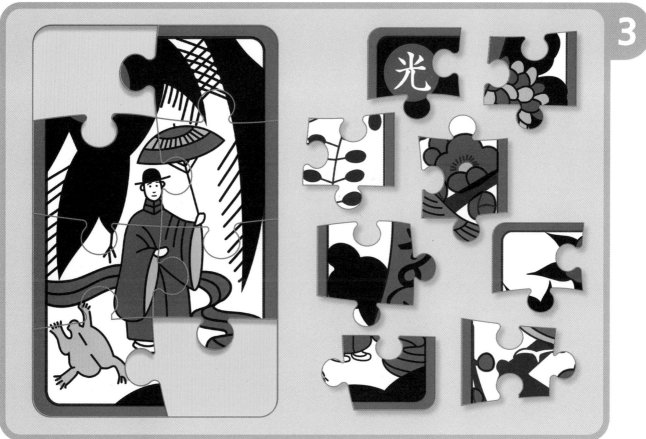

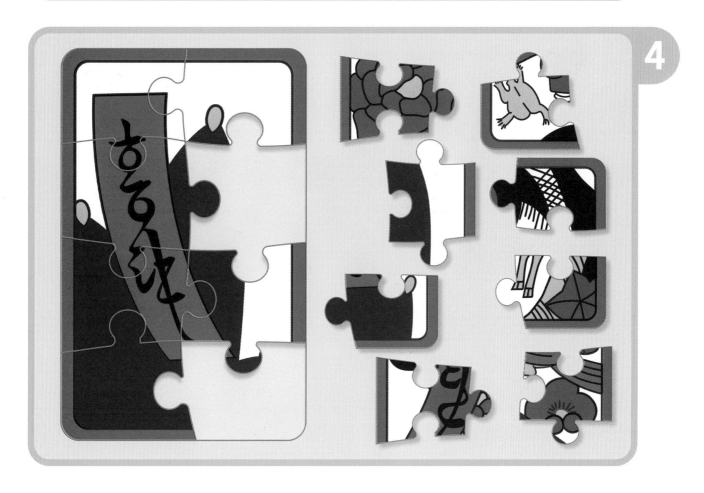

그림 퍼즐

어떤 조각으로 그림을 완성할 수 있을까요?
맞는 그림 두 조각을 찾아 동그라미 그려 주세요.

5

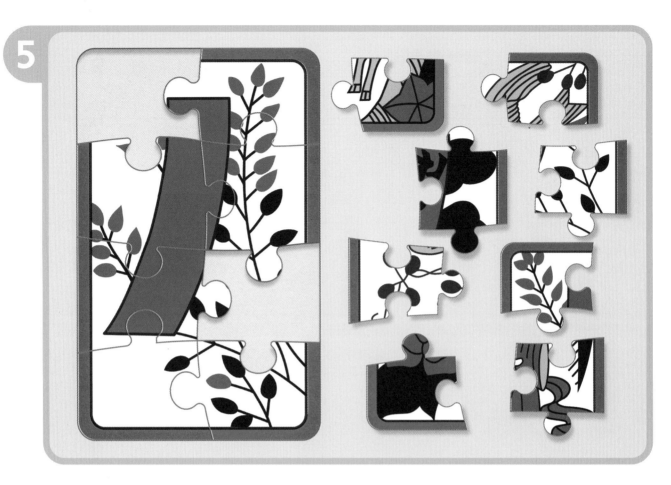

6

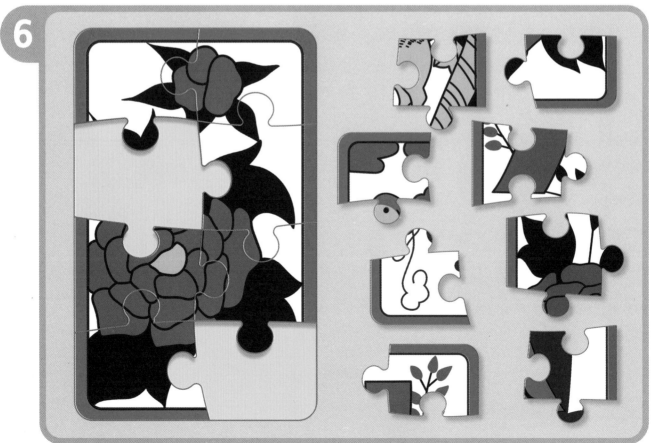

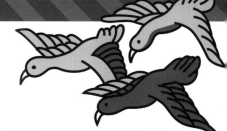

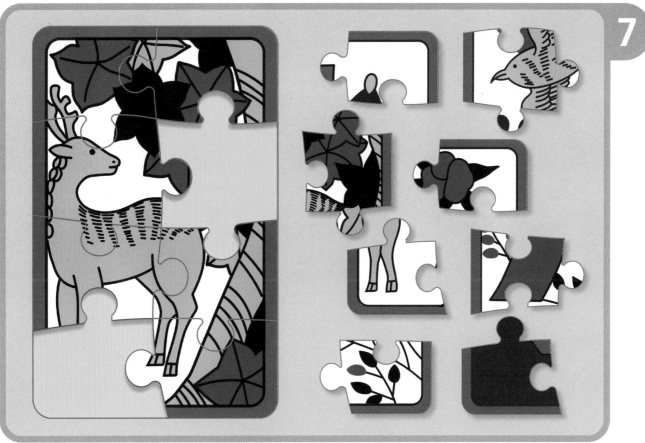

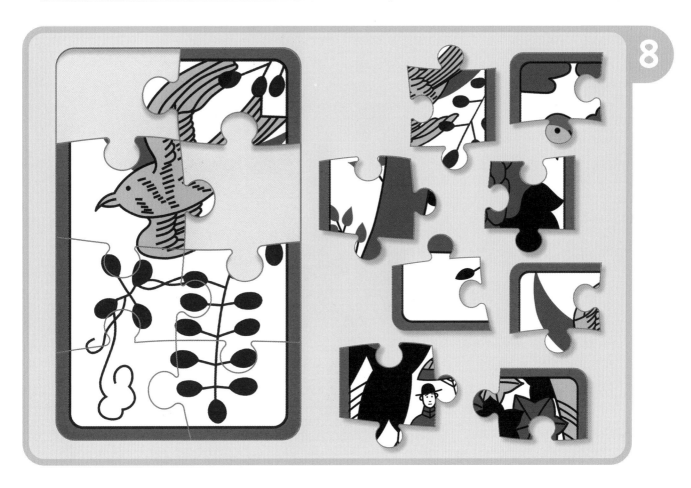

섯다

섯다는 화투패 2장으로 높은 족보를 만들어 상대방을
제압하는 게임입니다.

   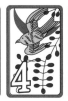 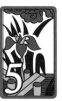 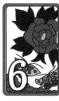   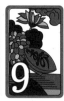

       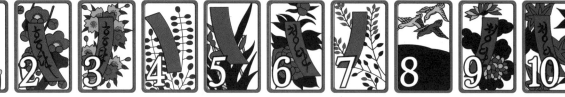

족보(높은순)

1 삼팔광땡

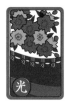 +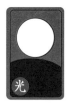

2 광땡

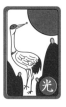 +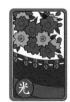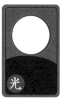

3 땡

  >

4 알리

  +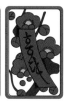

5 독사
  +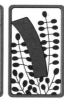

6 구삥
  +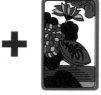

7 장삥
  +

8 장사
  +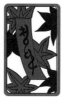

9 세륙
  +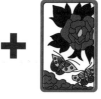

10 갑오
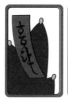 

11 끗
   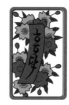 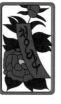

12 망통
  +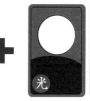

광땡 색칠하기

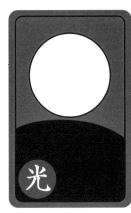

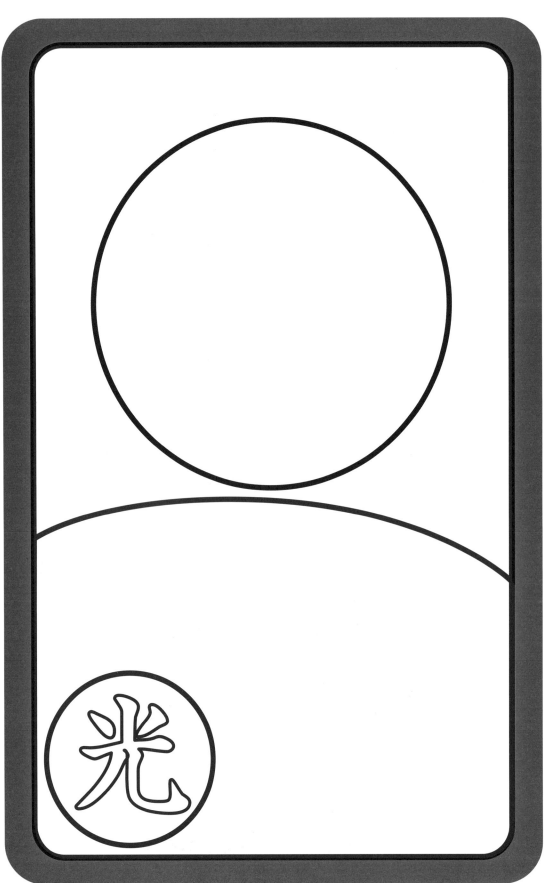

光

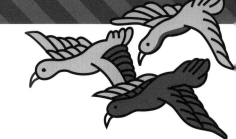

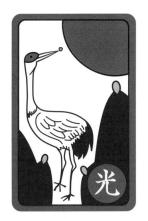

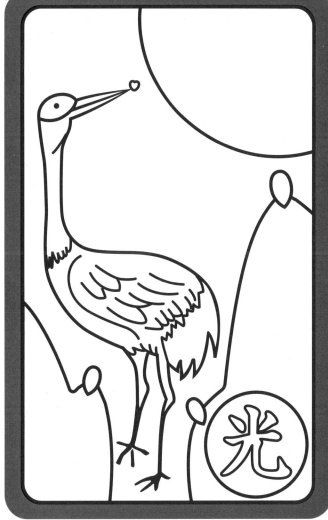

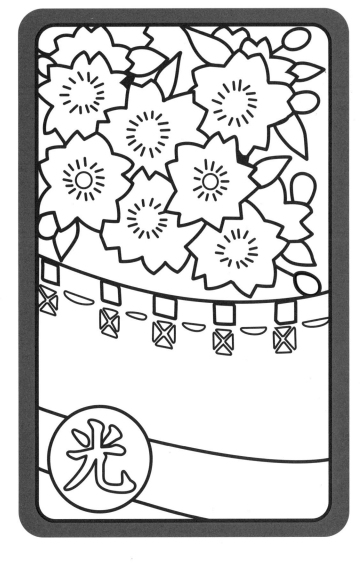

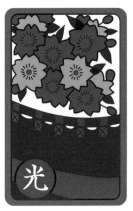

장땡 색칠하기

땡은 장땡이 최고! 장땡을 잡아라!
색칠해서 장땡 그림을 완성해 보세요.

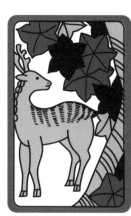

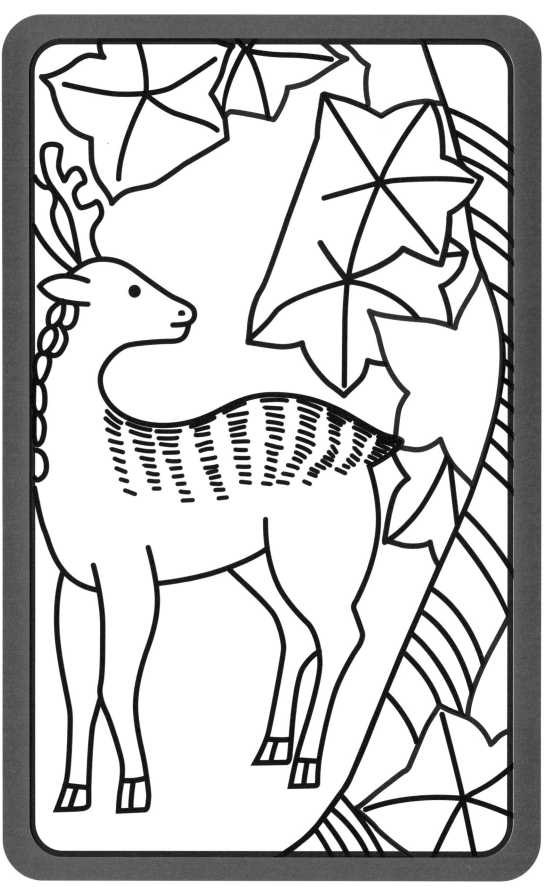

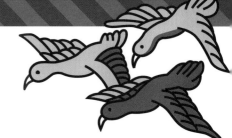

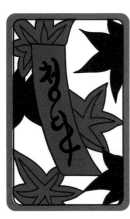

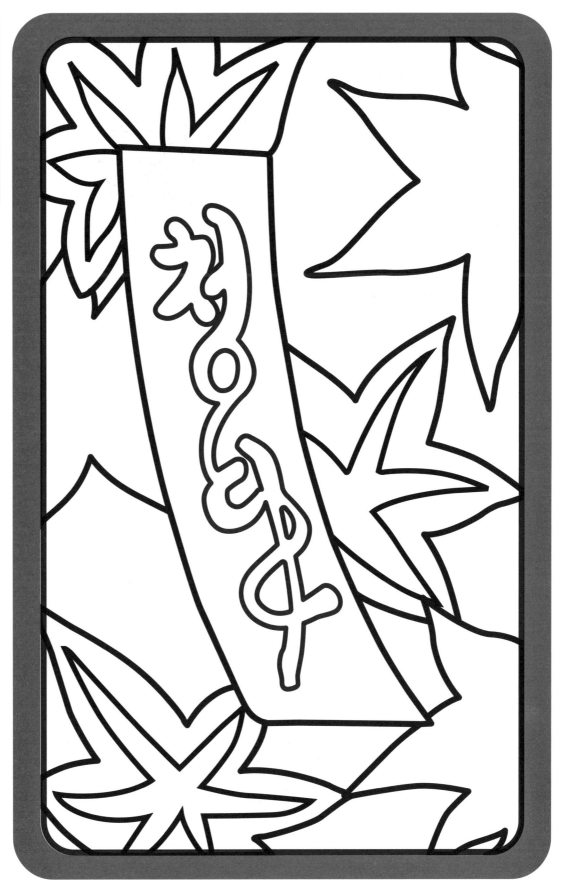

망통 색칠하기

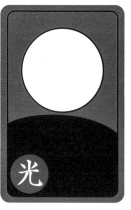

가장 낮은 족보 망통!
색칠해서 망통 그림을 완성해 보세요.

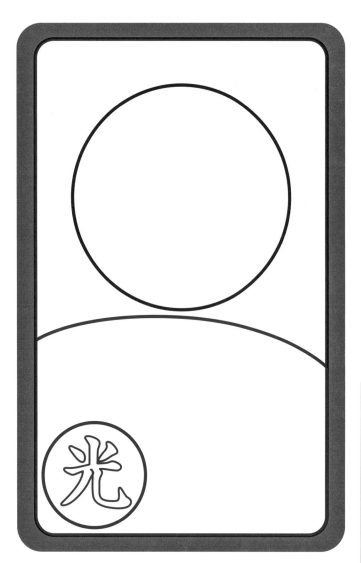

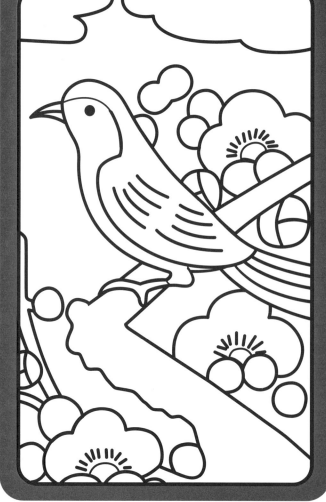

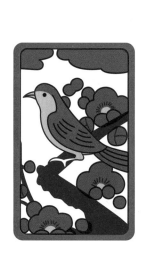

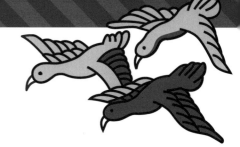

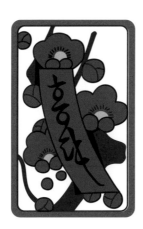

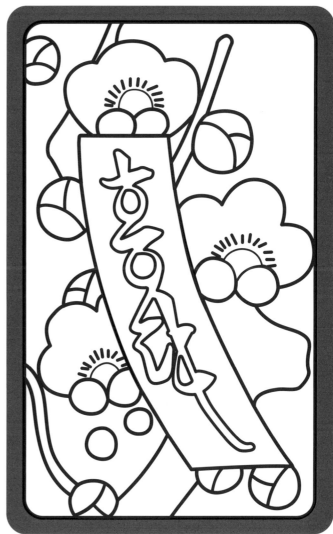

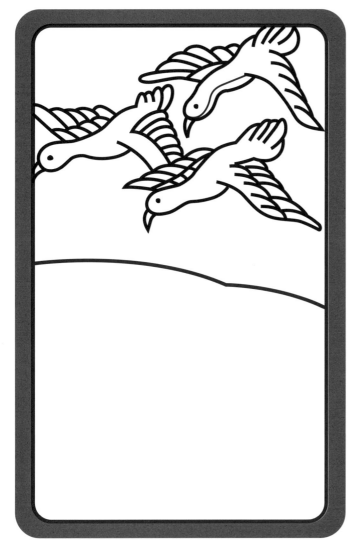

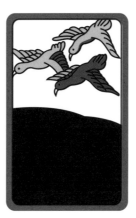

그림 찾기

보기와 같은 화투패 1장이 있습니다.
같은 화투패를 찾아서 동그라미 그려 주세요.

1

보기

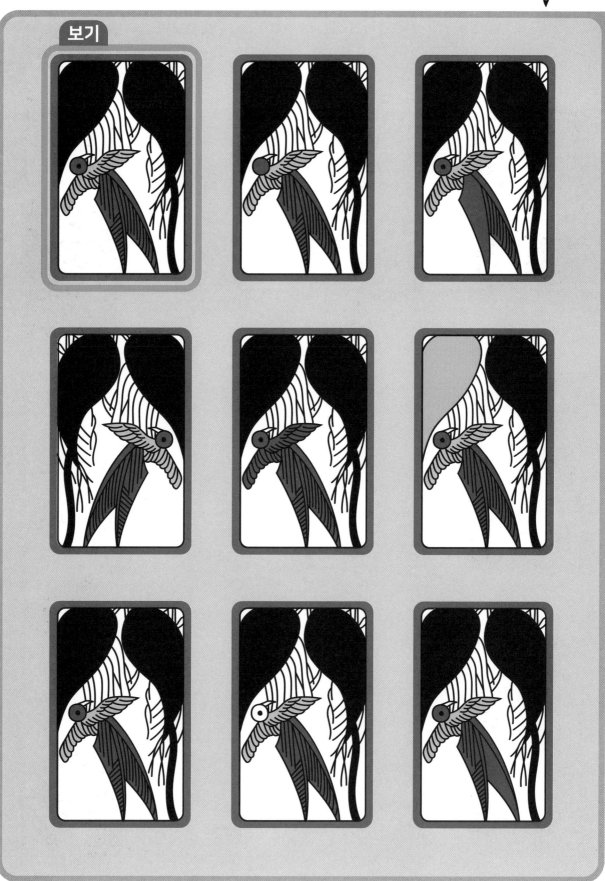

짝 맞추기

다른 그림 같은 숫자!
화투를 보고 짝이 되게 연결해 보세요.

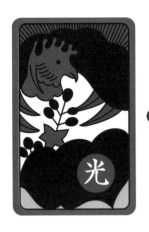

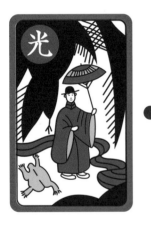

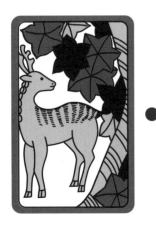

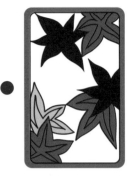

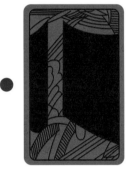

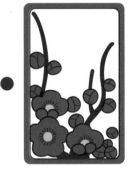

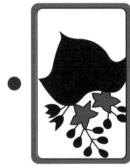

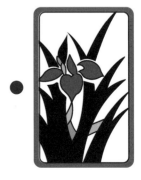

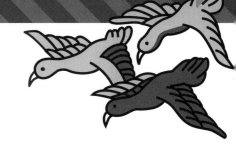

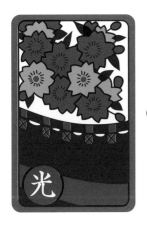

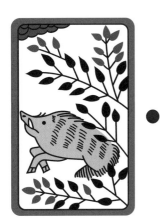

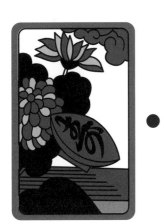

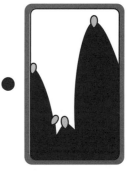

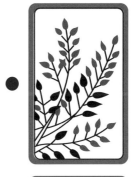

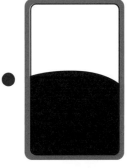

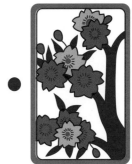

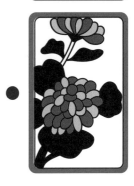

족보 나열하기

다음 패를 보고 가장 높은 족보를 순서대로 나열하세요.

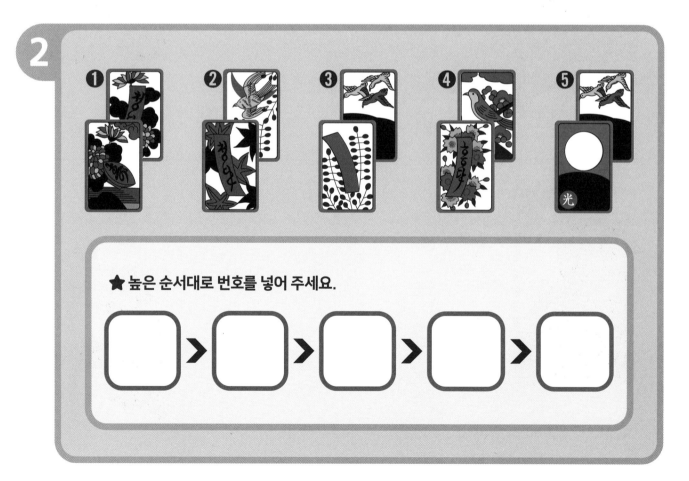

1

❶ ❷ ❸ ❹ ❺

★ 높은 순서대로 번호를 넣어 주세요.

$$\boxed{3} > \boxed{4} > \boxed{1} > \boxed{} > \boxed{}$$

2

❶ ❷ ❸ ❹ ❺

★ 높은 순서대로 번호를 넣어 주세요.

$$\boxed{} > \boxed{} > \boxed{} > \boxed{} > \boxed{}$$

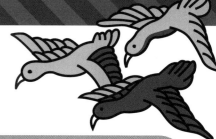

3

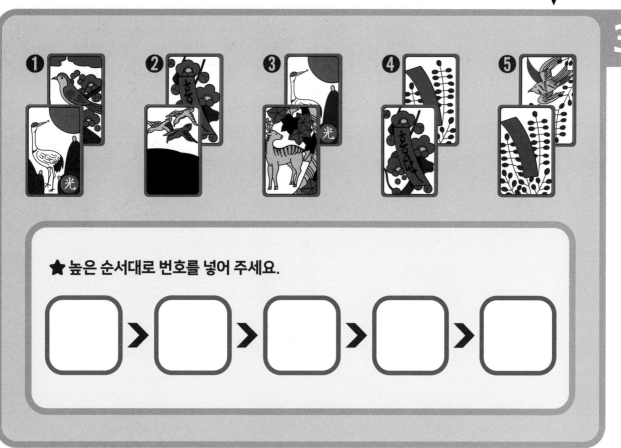

★ 높은 순서대로 번호를 넣어 주세요.

☐ > ☐ > ☐ > ☐ > ☐

4

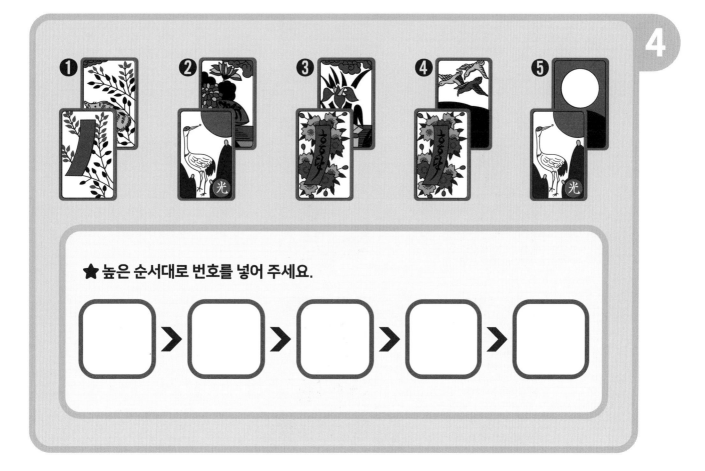

★ 높은 순서대로 번호를 넣어 주세요.

☐ > ☐ > ☐ > ☐ > ☐

연산하기 • 더하기

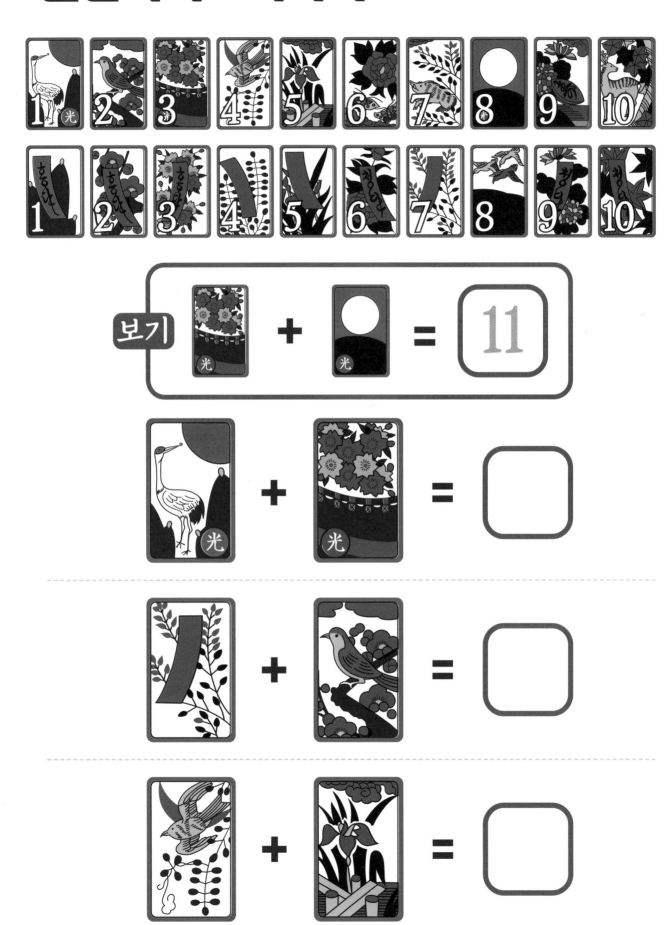

보기

연산하기 • 빼기

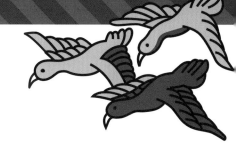

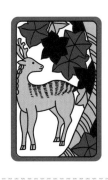 − 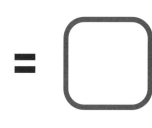 =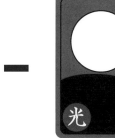

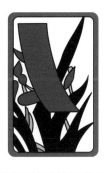 − 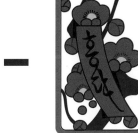 =

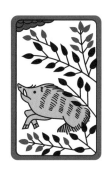 − 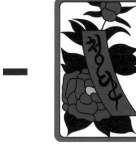 =

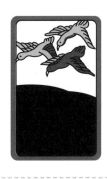 − 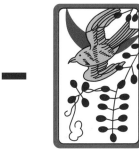 =

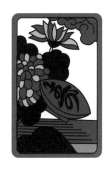 − 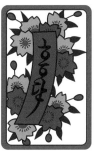 =

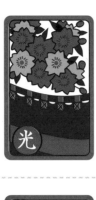 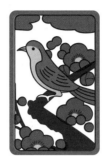 =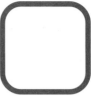

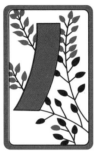 × 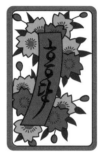 =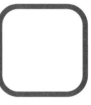

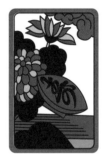 × 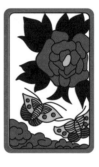 =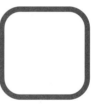

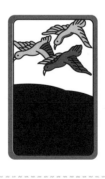 × 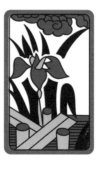 =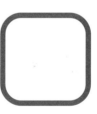

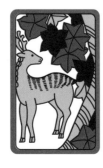 × 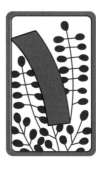 =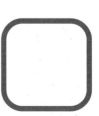

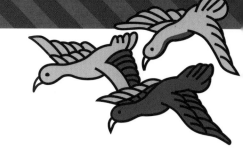

연산하기 • 나누기

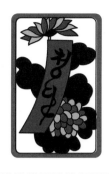 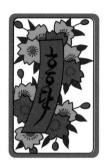 =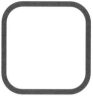

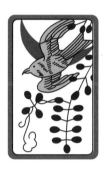 ÷ 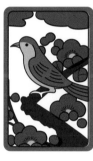 =

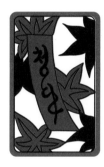 ÷ 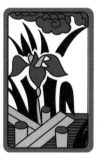 =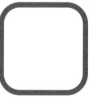

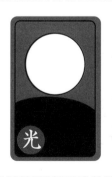 ÷ 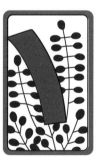 =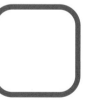

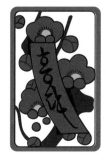 ÷ 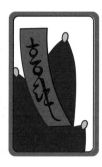 =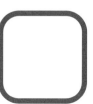

연산하기 • 혼합 계산

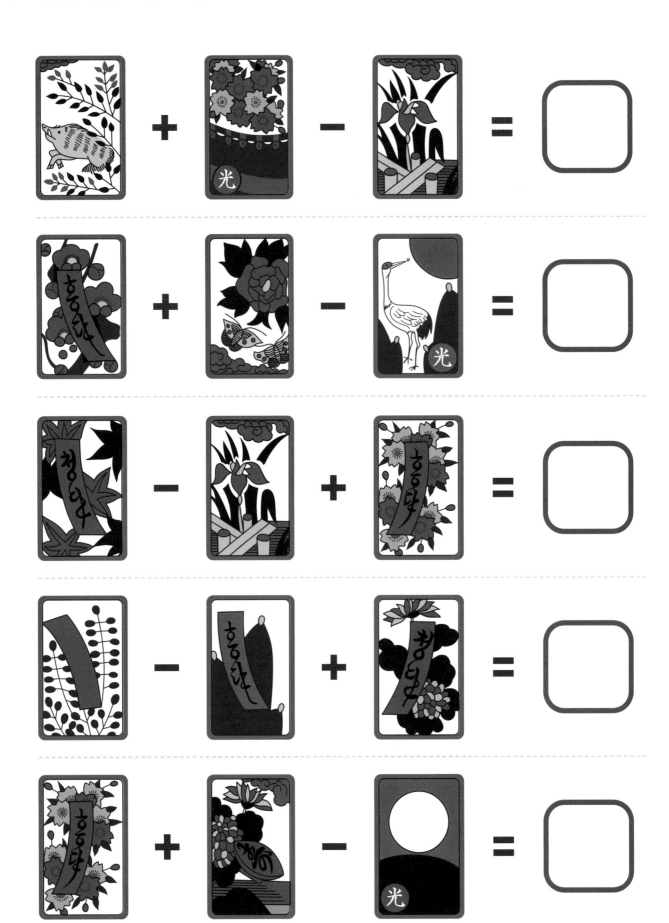

연산하기 • 혼합 계산

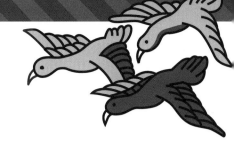

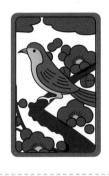 × 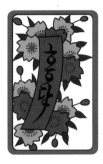 ÷ 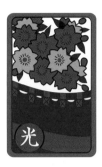 =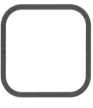

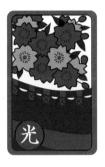 × 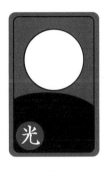 ÷ 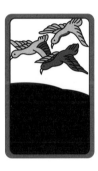 =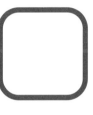

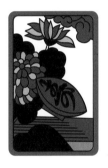 ÷ 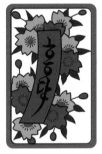 × 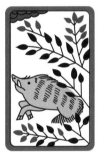 =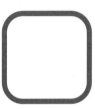

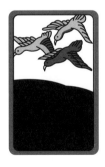 ÷ 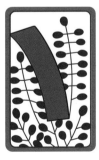 × 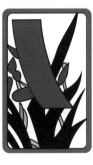 =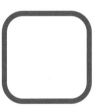

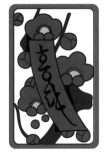 × 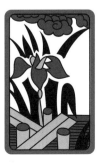 ÷ 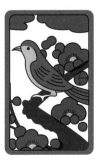 =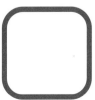

정답

32~33p

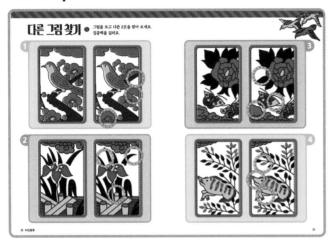

34~35p

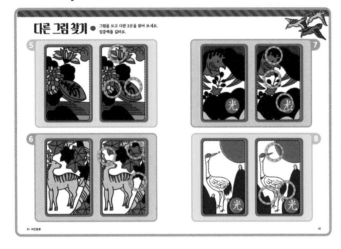

36~37p

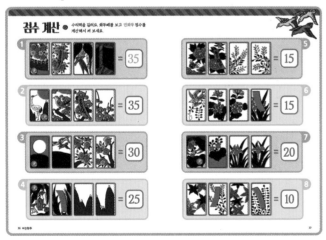

38~39p

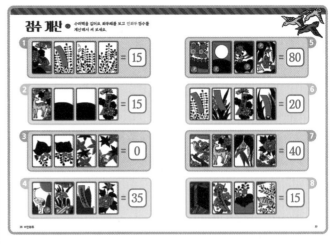

52~53p

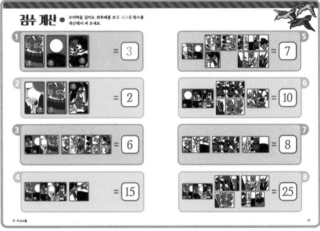

54~55p

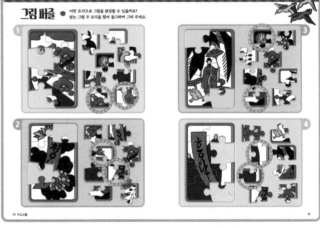

56~57p

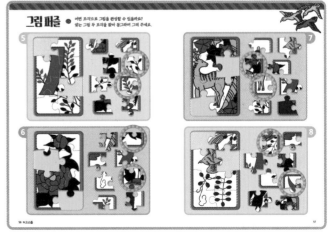

정답

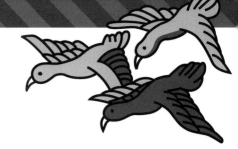

66~67p

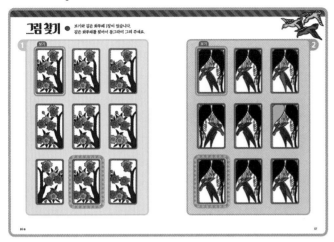

68~69p

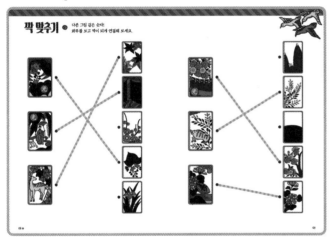

70~71p

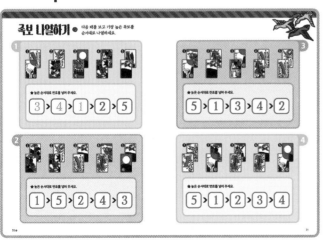

72~73p

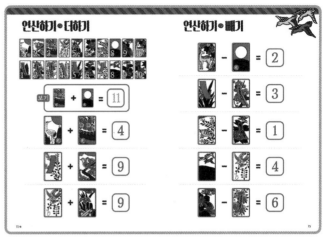

74~75p

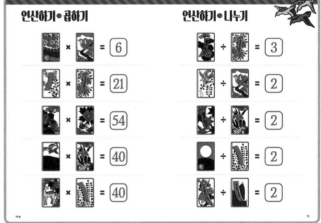

76~77p

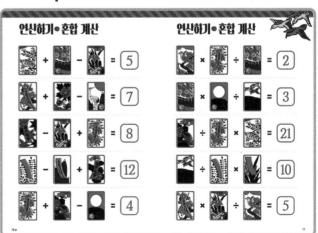

화투 그리고 인생

낙장불입

판에 한번 내어놓은 패는 물리기 위하여
다시 집어 들이지 못함.
순간의 실수가 큰 결과를 초래한다는 뜻.
인생에 있어서도 한번 실수가 크나큰
결과를 가져올 수 있다.

비풍초똥팔삼

가져올 패가 없을 때 버리는 패의 순서를
이르는 말.
비, 단풍, 난초, 오동, 팔공산, 사쿠라
순이다.
인생을 살면서 무엇인가를 포기할 때
우선순위를 생각하며 위기를 극복하자.

밤일낮장

선을 정할 때에 패를 각각 떼어서 밤에는 그
끗수가 낮은 사람, 낮에는 높은 사람으로
정하는 방법.
밤에 해서 좋은 일이 있고 낮에 해서 좋은
일이 있듯이 모든 일에는 그 시기에 맞게
해야 한다.

광박

광(光)으로 기본 점수 이상의 점수를 냈을
때, 광을 하나도 가지지 못한 사람은 돈을
두 배로 물도록 하는 규칙.
인생에 있어서 최소한 광 하나는 가지고
있어야 든든하지 않을까.

피박

승자가 피 10장 이상을 모아 점수를
얻었는데 피가 5장 이하인 경우. 승자에게
돈을 두 배로 물도록 하는 규칙.
쓸데없는 피가 고스톱에서 얼마나
중요한가. 인생에 있어 사소하고 하찮은
것이라도 다 쓸데가 있는 법.

독박

3인용 이상의 고스톱에서 승자에게 다른 한
사람 몫까지 같이 돈을 내어주는 규칙.
무모한 모험은 인생의 실패를 이어질 수
있다.

고

인생은 결국 승부다. 고고고!!!